思想觀念的帶動者

文化現象的觀察者

本土經驗的整理者

生命故事的關懷者

心靈工坊 PsyGarden

Holistic

探索身體，追求智性，呼喊靈性
攀向更高遠的意義與價值
是幸福，是恩典，更是內在心靈的基本需求
企求穿越回歸眞我的旅程

敲醒生命自癒力

思維場療法應用指南

Tapping for Life: How to Eliminate Negative Thoughts and Emotions for Good Using TFT

珍妮・湯普森 Janet Thomson——著
王曙芳——審閱
廖婉如——譯

獻給羅傑・卡拉漢（Roger Callahan, 1925-2013），若不是他的聰明才智，無數世人依舊無謂地受苦。僅代表因爲您的驚人發現而脫離苦海的所有人……，以及即將脫離苦痛的人……，向您致上最深的謝意。

也獻給理查・班德勒（Richard Bandler）和約翰・葛瑞德（John Grinder），他們帶著永不滿足的好奇心和決心，挑戰既存的思維，徹底改革了心理治療。

這三位了不起的人物，大無畏挑戰「體制」，堅定不移地相信，變革是可能的而且無須痛苦。慶幸的是他們是對的，這也是天下蒼生之福。

目錄

第二部 施行思維場療法 85

第三部

以正面的新思維取代負面的舊思維 131

第四部

思維場療法實作範例 183

〈推薦序〉

致力提倡自我力量——英國思維場療法的代表人物，珍妮・湯普森

羅傑・卡拉漢博士（思維場療法的創始人和發展人、思維場療法協會主席）
瓊安・卡拉漢企管碩士（Joanne M. Callahan MBA）
（卡拉漢技巧有限公司總裁、思維場療法協會美國總部基金會總裁）

在《敲醒生命自癒力：思維場療法應用指南》這本書裡，珍妮（Janet Thomson）結合了她實際的體驗、在運動和營養學的多年教學心得，以及把一種強有力的療癒型態加以應用的技巧，加上她在神經語言學的知識，融爲一本簡單易懂的手冊，以促進她大力提倡的自我力量。

從這本書裡，讀者會認識到思維場療法（Thought Field Therapy, TFT）是如何出

現，以及它在過去三十年間的發展。珍妮清楚闡述思維場療法和從這高效能的治療型態所衍伸出去的諸多敲打穴位療法之間的差別。她不僅精闢地解析這些療法爲何都能程度不一地起作用，而且指出思維場療法爲何最爲有效。

珍妮以具創意又獨特的方式說明思維場療法的基礎以及我們負面情緒的運作方式。她把經絡穴位系統比喻成「情緒訊息的高速公路」，清楚描繪出一個圖像，好幫助讀者了解一個複雜的理論。她也清楚解說思維場療法標準程序（protocols）的三個層次——序列法則（algorithm）、診斷技術和語音科技（Voice Technology, VT），以及它們相對的成果。

她著重於最重要的一些概念和準則，譬如心理逆轉的現象和伏特計（voltmeter）的應用，提供讀者立即又客觀的測量工具來進行治療。此外，她的個案提供了清晰的案例，諸如痛苦、創傷、愧疚、減重等等主題，很容易讓人起共鳴。

珍妮是思維場療法序列法則層次的合格治療師，她把出色的教學技巧、熱情和知識融爲一體。同時，她透過媒體營造了大眾對思維場療法的正面關注，我們很驕傲有她作爲英國的思維場療法代表人物。

〔作者序〕

思維場療法的驚人力量

擔任私人教練幫助個人或團體健身二十五年下來，我對於幫助別人改變身體外觀相當在行。我擁有運動暨營養科學的碩士學歷，長年投入相關學術研究。此外，我有在全國頂尖的纖體瘦身團體擔任顧問的實務經驗，也自己經營小型健身俱樂部連鎖店，以及擔任主持人、作者和「訓練師的講師」的亮眼經歷。儘管有這些成就，我還是不滿意，總覺得自己可以做得更好。爲什麼？因爲在我眼前的那些在身體上脫胎換骨的人，內心仍然充滿著減重瘦身之前的負面情緒和感受。最初造成他們飲食過度的悲傷、創傷或焦慮等情緒仍然存在。我開始尋找有效的方法來幫助這些人，很快便了解到飲食過度通常只是一種症狀，它反映的是更深沉的問題有待化解。

多年來，我聽到長年憂鬱、受虐、焦慮和悲傷莫名等令人心碎的許多故事，我知道我必須找到方法先**搞定他們的腦袋**，才能搞定他們的身體。

我花了幾乎兩年的時間，受訓成爲生活教練（Life Coach），雖然學到一些有用的技巧，但對急性子的我來說，那些技巧還是不夠迅速。後來我聽聞神經語言學（Neuro-Linguistic Programming, NLP），**了解大腦如何運作**並進行快速有效又能永久的改變的一套學問。我終於覺得自己走上了正確的軌道。我報名參加神經語言學專員的研習課程，帶著興奮與樂觀的心情期待著開課。

不管你稱之爲命運、上帝、巧合或你的任何信仰，生命總有它的幽默滑稽，適時鞭策我們，教導我們必須懂得的事。這些教訓總是得來不易。就在開課的前兩天，我家裡出了大事。什麼事並不重要；我還是表現出道地英國人的壓抑作風，讓自己振作起來去上課。

開課不到三十分鐘，我們被要求「想想快樂的事」，好讓我們「錨定」它並隨時可以觸及它。我心情實在很糟，壓根兒想不到任何快樂的事。於是我走到教室後頭，跟其中一位助教說，我的狀況不好，不適合接受這個訓練，因此要先行離開。她請我坐下，她要我想著令我煩擾的問題——她沒有問我細節，這樣很好，因爲我也沒有心情說話。她說她只要我自個兒想著那困擾。然後當我坐在那啜泣時，她開始對著我敲打，輕輕地敲擊我臉上和手上的各個點。我搞不懂她在做什麼，但心情糟到沒力氣抗議。不到兩分鐘，我漸漸有種如釋重負的感覺。我停止啜泣；她繼續敲打，我感覺到那創傷崩潰瓦解，煙消雲散。當然，我仍舊知道家裡出了什麼事，但當下我可以想著那件事，卻毫無幾分鐘之前感受到的那種痛苦憂慮。

那是我頭一次接觸思維場療法。我當下便知道那正是我要學的療法，從那一刻起，不管是幫助我自己或是別人，思維場療法和神經語言學從此成爲我生活中的重要一環。當時如果我家裡沒有出事，也許我就不會透過這種震撼的方式認識思維場療法。

現在我想跟**你們**分享這驚人的力量。

如果你擁有一種工具，這工具眞眞切切就在你的指尖，它可以瓦解一直以來阻礙你的負面感受或情緒，你會如何？請繼續看下去。

新的現在

我們對過去體驗的解釋，
常常影響我們面對現在。
「現在」的意義是尊重此刻，
不再活在過去的陰影之下。
你此刻的經驗很快就會變成你的歷史，
成爲新的現在及未來的根基。[1]

——維琴尼亞・薩提爾（Virginia Satir）

1 譯註：此段譯文摘錄自《沉思靈想》，張老師文化，一九九三年。

第一部

思維場療法面面觀

什麼是「敲打穴位」？

「敲打穴位」是相當優秀的羅傑．卡拉漢博士所提出的概念。卡拉漢博士擁有深厚的學術背景，除了擔任大學副教授也是臨床心理學研究員，目前是「美國成癮治療心理治療師學會」（American Academy of Psychotherapists Treating Addiction）的成員。

故事要從一九八一年開始說起。當時卡拉漢醫師在他的診所定期治療一位名叫瑪麗的病人。瑪麗從小患有恐水症。她對水的恐懼，甚至嚴重到下雨天無法出門，也不敢在裝滿水的浴缸裡洗澡的地步。他們已經合作了一段時間，卡拉漢醫師在她身上用盡他知道的每一種療法。卡拉漢是治療恐懼症的專家，瑪麗的病情確實也有些許進展，她可以讓自己靠近水邊，承受比原先預期的更大範圍的恐懼。然而，靠近水邊還是令她痛苦萬分。這情況也令卡拉漢感到挫敗，不過就如所有的偉大心靈，他不斷向各處尋求解答，試圖協助瑪麗以及跟她一樣受苦的人。這些探究包括鑽研應用人體運動學（applied kinesiology）（透過測試肌肉的反應來推斷身體的運作）以及經絡學（meridians）（就如針灸和傳統中醫的概念）。在後面的章節裡有更多關於經絡學的解說。

在某一次的治療中，卡拉漢醫生要瑪麗敲打她眼睛下方的位置，即眼眶下緣，那是胃經的一個穴位，而瑪麗感受到的焦慮就在胃的深處。卡拉漢要瑪麗一面敲打一面想著水。想著水對瑪麗來說並不困難，當時他們就在戶外，非常靠近泳池。我們將會發現，在思維場療法中，進入「思維場」的概念非常關鍵。敲打了幾秒鐘之後，瑪麗驚呼：「消失了！」意思是胃裡的焦慮和恐懼感不見了。接著她走到泳池邊，把困惑的卡拉漢留在身後，這時反倒是卡拉漢比她更焦慮。瑪麗轉身對他說：「別擔心，我知道我不會游泳。」瑪麗對水的恐懼完全消失，多年的恐懼在數秒內化爲烏有。

當天晚上颳起暴風雨，在此之前，瑪麗遇到這種天氣總會焦慮發作。但那晚她驅車前往海邊，下車走向大海觀看風雨交加的景象。她竟感覺不到一丁點焦慮，恐懼感完全消失。

卡拉漢醫生對這樣的結果感到振奮，當然也在下一位恐懼症病人身上嘗試同樣的方法，不過這一回卻沒有出現同樣戲劇化的效果。但不論如何，卡拉漢目睹了「敲打」穴位的威力（後來被稱爲「卡拉漢技巧」），心知即將發現一種眞正療法，說不定會在心理治療領域證明它的療效無與倫比。

經過卡拉漢後續幾年的研究發展，這套療法果然證實了它的效用。事實上數十年之後，如今年逾八十依舊精力旺盛的他，仍然努力不懈地研發這一套療法。

剛開始幾年卡拉漢的研究之路並不順遂。正統醫學界對於他用「治癒」這個字眼多所批判，甚至企圖要採取法律行動加以制止。傳統的心理治療也壓根兒不認爲問題能夠徹底「消除」。傳統的思維認定病人必須「學習與恐懼相處」。譬如「感受恐懼，放膽去做」之類的句子耳熟能詳。雖然「**消除**恐懼，放膽去做」豈不更棒？！卡拉漢醫生的療法與傳統療法格格不入，特別是他所採用的方法產生的療效前所未見。琳恩．麥塔嘉（Lynn McTaggart）在她卓越的著作《療癒場》〈*The Field*〉中寫道：

「當今在科學上力圖革新等於在學術上自尋死路。儘管學術領域鼓勵自由實驗，科學界整個架構，大體上還是仰賴研究者的觀點與公認的世界觀相符，才能續存。由於補助金制度競爭激烈，加上著作發表和同儕審查制，這個體制所鼓勵的實驗，其宗旨都順應著既存的事理觀點。」

我想這段文字是專爲卡拉漢博士這類的人抱不平。値得慶幸的是，卡拉漢醫生儘管在個人和專業上付出莫大代價，仍舊不屈不撓地研發這一套神奇療法，讓你我能夠迅速有效的運用，而且受益無窮。

打從一九八一年起，其他人也運用了「敲打穴位」的原理進行治療，並且另外命名。曾經跟著卡拉漢醫生受訓的蓋瑞・克雷格（Gary Craig），目前則是運用「敲打穴位」來執行「情緒釋放技巧」（Emotional Freedom Techniques，簡稱EFT）的概念。在後續的章節裡會談到「情緒釋放技巧」和「思維場療法」的差別，就本質上來說，「思維場療法」運用確診的若干特定穴位，端看你要消除的情緒或感受而定，而「情緒釋放技巧」則要用到所有穴位，同時要說出一些句子。你將會了解，後者的過程冗長又複雜得沒必要。

卡拉漢醫生的系統大概是最被低估的一種心理治療法。我認爲原因在於這個療法簡單到簡直令人難以置信；人們不能理解糾纏自己多年甚或數十年的情緒，如何或爲何竟然在幾分鐘之內一掃而空——但確實如此。

心理逆轉（Psychological Reversal）

「思維場療法」的一個重要面向，而且大部分其他由此衍生的「改編版本的技巧」[2]（包括「情緒釋放技巧」在內）都沒提到的，是卡拉漢醫生所發現並稱之爲「心理逆轉」的情況。這情況指的是你的心靈和你的願望唱反調；其實這就好像你明明要做菜，卻把要用的奶油放進烤箱，把要煮的雞肉放進冰箱一樣，而且東西一放就馬上忘了放在哪裡。我們都碰過這種情況！事實上大多數人每天都以某種形式經歷多次的心理逆轉狀態，但嚴肅地說，心理逆轉的危害可不只是讓我們犯一些小錯而已；它會妨礙我們康復，而且會把負面情緒放大。

馬上試試看

清除或矯正心理逆轉現象只需要幾秒鐘。你可以馬上試試這簡單的技巧。光是這個技巧便值得你每天每次花十秒鐘的時間做上好幾回，幫助你提升動力、活力、專注力、自尊，消除負面情緒，促進身體健康及療癒。這是「思維場療法」最具威力、也是最重要的元素。

要清除或矯正心理逆轉，你只要在手掌的外側邊緣，也就是空手道手刀的劈砍點上，敲打十五次以上即可。

可以把敲打手的側邊變成你每次洗手時的慣常動作，不管你認為自己需不需要。就算你沒有心理逆轉的情況，這般敲打也沒有害處。即便你在不需要的情況下這樣敲打，也不會讓你落入心理逆轉的狀態。一如「思

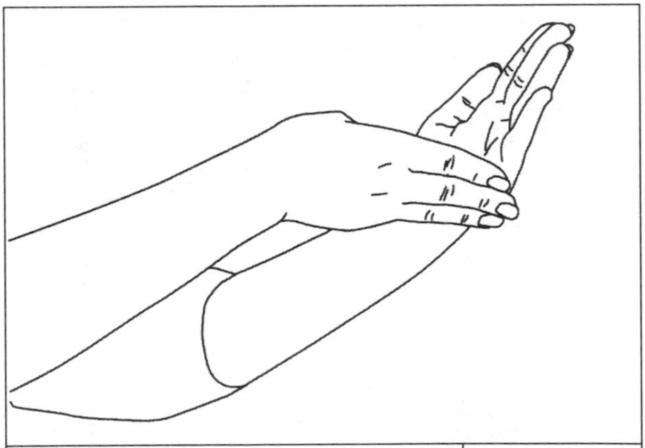

敲打點	縮寫
手掌側邊（side hand）或空手道的劈砍點	sh

2 編註：「情緒釋放技巧」簡化了思維場療法的程序爲一套單一程序，並給予新的命名，同時也略過心理逆轉的複雜處理。

維場療法」的任何方法，它完全沒有負面的副作用。你要不運用這技巧而且它奏效了，要不就只是它不起作用罷了。

在後續的章節裡，我們將學習如何測試你（或你協助的對象）是否處在心理逆轉的狀態。

選這個技巧作為我教授給你的第一個入門功課，理由很簡單，因為這個穴位是身體最重要的敲打點。

思維場療法的好處

思維場療法的治療師或教師，譬如我本身，持續使用思維場療法時，也許是單獨使用它，也許會結合其他技巧，譬如神經語言學（Neuro-Linguistic Programming, NLP）。（在後續的章節裡，將會對神經語言學有更多說明。）我們進行這些療法時會加入個人風格，也會融入其他學說，但是思維場療法的概念始終傳承自卡拉漢醫生。

思維場療法作爲一種治療，有幾個主要的好處，包括它是沒有侵入性的、可以自己執行而且沒有傷害性。假使你敲打的穴位有誤，或者技法不正確，都不會對自己造成傷害。你要不獲得正面效果，要不就是白忙一場罷了。絕對沒有惱人的副作用，不必吞藥丸，也不需要花好幾個鐘頭談你的問題。記得一點，進行思維場療法**絲毫沒有**負面的副作用。

成效一流的老練治療師（我的成功率一般來說是九成）和成功率達七成左右的一般

治療師（仍舊相當了不起！）之間的差別，是運用思維場療法的**方法**不同。本書的目標是要教**你**成為你自己的思維場治療師，好讓**你**消除過往創傷，治癒恐懼症和焦慮，重新掌控你的生活。幾乎沒有哪個負面情緒是你用思維場療法無法對治的。這個方法賦予人力量，也帶給人自由。讀下去便知曉。

治療創傷

思維場療法目前在全世界廣泛使用，且經常運用在重大創傷的領域。思維場療法協會有個「創傷處理委員會」（Trauma Relief Committee），其志工團隊前往世界各地的災區和戰地，譬如發生種族大屠殺的盧安達，對於遭受巨大傷痛的生還者和孤兒進行心理療護，成效驚人。

然而，不只是被戰爭蹂躪的人能夠從思維場療法獲益，消除創傷經驗和情緒。思維場療法治療師天天在治療跟你我一樣的人。

現在**你**可以把這些簡單的技巧直接用在自己身上，親身從中受惠。

除了消除負面情緒和感受，你也將學到一些寶貴的技巧，用更正面的新感覺來取代負面感受。來找我治療的個案，通常已經被焦慮或憂鬱折磨多年，一旦負面情緒消失，他們反而會覺得內心有個空洞。這聽來也許很瘋狂，但有些人對於焦慮已經感到習慣，一旦焦慮移除，他們會覺得失落！我們總是習慣於已知事物，縱使我們並不喜歡它。

藉由了解腦袋如何運作，你可以學到用不同的方式思考，以便得到不一樣的結果。打破舊的行爲模式，代之以更有益的新行爲模式。在本書的後半段你將學會如何做到這一點，並且樂在其中。首先，讓我們檢視一下思維場療法如何起作用。

思維場療法的效用如何？

答案很簡單，就是：效果非常好。

思維場療法跟其他任何形式的心理治療不同，因爲它本身的研發設計就帶著診斷的功能。它確確實實**消除**了最初引發問題的根本肇因。

如同前面談過的瑪麗案例，卡拉漢醫生率先發現敲打特定穴位可以讓負面情緒失去威力。這是運用**感知回饋**來達成的，也就是說，他嘗試這個方法，看見它在個案身上奏效，改變了個案的感知。起初並不是每個案例都有效，但有足夠的成功案例讓他體會到，只要繼續把做法改良，思維場療法會是個潛力無窮的有效療法。

其他大多數的心理治療取向原理是，基於已知的行爲模式採取可預期會奏效的方法。其他學派的治療師受的訓練是，如果某種療法不起作用，那是因爲個案的情緒被壓抑的緣故。就思維場療法來說，如果治療不起作用，很可能是以下四個原因之一所致：

1. 你沒有進入「思維場」（下一章將會對此概念進一步說明）。

2. 你敲打的順序有誤（這個順序又被稱為序列法則〔algorithm〕）。

3. 你有心理逆轉的現象（也就是說，處在心理逆轉的狀態）。

4. 你有「個人能量的毒素」（Individual Energy Toxins）淤積。

在後續的章節裡將對這些原因有更詳細的說明。

儘管思維場療法不是對每一個個案都有效，但在將近八成的案例中，只要上述這些障礙都排除，治療大致就會成功，問題得以根除。

診斷

基於以事實爲依據的觀察，卡拉漢醫生逐漸發展出一套名爲「起因診斷」（causal diagnosis）的系統。他利用診斷性的人體運動學（diagnostic kinesiology）（一些脊椎指壓治療者所使用的方法，透過測試肌力來偵測疾病和其他問題），替個案找出最合適的治療。最後卡拉漢醫師發展出語音科技（Voice Technology, VT），一種語音分析的技術，可針對特定問題找出正確的敲打穴位與順序。在一九八〇年代這些方法被研發的過程中，卡拉漢醫生注意到，特定的敲打順序一再證明可以治療某個問題。舉例來說，在對治焦慮時，他經常發現以下的敲打順序很管用：眼下－腋下－鎖骨。

卡拉漢醫師從這些過去訂造的順序，逐漸歸納出現今一般使用的這序列法則，在後續的章節會有更多說明。

思維場療法的診斷法和語音科技，可以看成是爲特定個案的獨特問題和困擾量身訂造出的敲打序列。從另一角度來看，序列法則是對大多數人都奏效的「現成」順序，也可能包括你在內。

結果

終歸來說，只要你使用正確，思維場療法的效用可以藉由你的成果來判斷。這個療法的衆多優點之一，是你不需要深究遙遠又朦朧的從前，或重溫你所有的童年記憶，也不必區分自己屬於哪一種人格「類型」。你也壓根兒不需要去了解自己爲何有某種感受。你只需要知道自己感覺**如何**，並且在你敲打穴位時想著那感受即可。

當我的個案有長期的創傷，譬如兒時受虐過，他們並不需要跟我描述細節。他們不需要花好幾個鐘頭談論創傷，不需要試圖了解它或用任何方法「處理它」，當然更不必學著與它共處。我們只需辨認相關聯的感受，也許是氣憤、怨恨、暴怒、焦慮、恐懼等等，不管是什麼情緒，個案只需要在敲打相關的穴位時，花個幾分鐘想著那些感受，跟事件相關的情緒和感覺就會瓦解。事後個案能夠回憶那個受虐事件，知道它發生過，但不會觸及先前令人耗弱的那些情緒。思維場療法不會抹除記憶或事件「資料」，它只會瓦解與那起事件相關的情緒依附或情緒反應。

要想了解思維場療法的威力，最好的方式就是著手運用它；當你學會本書描述的技巧，你會親身體驗到深刻入裡的改變。

保持簡單

讓我們刪掉一些更複雜的細節，以淺白的文字來探討這個歷程。你知道你身體裡的「東西」是由流體所運送的。譬如說，你體內有將近五公升的血液，運送氧氣、養分和其他很多物質進出細胞。你的淋巴系統有大約十五公升的液體，這些液體會清除毒素，防止毒素進入血液循環。我們也有神經細胞，把訊息傳遞到腦部並且從腦部發送訊息。這些東西都是有形的，我們可以透過各種方式譬如照X光或掃描，看見這些在人體裡的物質，我們知道它們就在體內，也可以看到它們各自如何運作。不過，我們也有同等重要的另一個系統；幾世紀以前，經絡系統就已經被辨認出來，而且運用在中醫裡，也就是我們稱之為針灸的這一套早已根深柢固的療法，也就是沿著經絡分佈，利用針刺入特定穴位，以疏通能量或氣的流動。儘管現代一些懷疑論者持續否定經脈的存在，但就維持情緒和生理健康來說，無論是另類療法的治療師或正統的開業醫師和臨床醫師，都認同經脈系統至關重要。在英國的某些地區，全民公費醫療（NHS）甚至納入針灸療法。當西方每年有成千上萬的人的死亡直接肇因於醫療疏失和對藥物的有害反應時，醫療體制的某些部門卻仍摒棄有三千多年歷史的有效的東方療法，這想來令人不寒而慄。思維場療法本身是非侵入性、非臨床的治療，毫無致命的風險。

把經脈想成是情緒的高速公路會很有幫助：想像經脈系統是高速公路網絡，並以一種及時有效的方式在全身傳佈信息。從這個意義來看，經絡系統就是「情緒信息的公路網」。

當你經歷了某事件或某種創傷，這就好像幾部汽車在公路上相撞，造成信息堵塞。這個火爆點（hotspot）成了後續問題譬如塞車的肇因。

用思維場療法的詞彙來說，這些火爆點被稱爲紊亂（perturbations），正是這些紊亂要對後來與該起事件有關的一切負面情緒的傳輸負起全責。

不論如何，要記住的一點是，唯有你處在「思維場」，換句話說，也就是當你回想那起事件，這些紊亂才會傳送特定的信息。話說回來，就算你不在思維場，紊亂仍會造成情緒「桶」（在第二章將有詳細說明），因爲它包含了日積月累的負面情緒的信息。

當你進入思維場而且紊亂被激發，此時在經絡系統上相關的穴位進行敲打，即可消除情緒。

不同的思維和事件引發的紊亂模式不一樣，每個模式都需要正確的敲打順序才能徹底消除。我將會一步步解說如何用正確的順序敲打。

就像公路上的連環車禍，相撞的車輛（紊亂）一旦清除完畢，它們也就不會再製造負面思維。剩下的是曾有事故發生的記憶，僅留下「良性」思維。你可以談一談那起事件（如果你想的話），而且沒有先前的情緒波瀾。你可以回想事發經過，你也會記得那件事很不愉快，但是你不會有任何生理上或情緒上的反應。

↙珍的故事

我頭幾個個案之一，是個名叫珍的可愛女子。當時她的母親約莫在一年前過世，她受到很大的打擊，悲痛不已。珍無心工作，時常對丈夫大聲吼叫，談起母親則每每徹底崩潰。我們針對失落引起的悲傷以及她覺得沒有為母親付出更多（這一點說來很不公平，就像跟她處境相同的所有人一樣，她已經盡了一切努力）的罪疚感，敲打穴位。

不到三十分鐘的治療，珍開始深情地聊起她的母親，而且沒有哭泣落淚。她覺得很不可思議，因為不過半小時之前，她開口說出「媽」一字時，還整個人崩潰大哭。我們繼續敲打穴位一會兒之後，她說起她母親的趣事，不僅笑了起來，還想起從前美好時光——這又是她過去走不出喪母傷痛的將近一年之間，無法做到的事。突然之間，珍彷彿找回她跟母親的所有美好回憶，憶起母親所感受到的喜悅，簡直讓她改頭換面。幾個星期之後，她打電話來告訴我，她剛度過母親的一周年忌日，她和家人圍坐在一起懷念母親，聊起所有美好時光。沒有思維場療法，她根本沒辦法參加母親忌日活動，更別說懷念母親生前的一切。

什麼是思維場？

請花片刻時間回想令你最快樂的一件事：也許是初次和某個特別的人見面、孩子出生、達成令你驕傲無比的某件事、考到駕照的成就感和獨立感、某個浪漫片刻，或者你感到美妙無比的時光。讀完這一段文字後，闔上雙眼，讓自己沉浸在那段回憶裡。浸淫在那畫面裡，凝視你過去所見的一切，讓你的耳朵與心靈再次聆聽以前聽過的聲音，聞一聞你聞過的味道。回想這一切帶給你什麼感受——這感受出現在你身體的哪個部位？在你肚子裡？也許心裡感到七上八下？現在讓這些正面情緒和回憶在你體內流動一分鐘左右……

留意一下，這則回憶不僅僅「只是一個念頭」而已，而是一種生理經驗，一種你在想像中重新體驗之際，身心所協力運作的融合。也許你感到興奮？或是放鬆？我不知道你感覺多麼美好，但你的確是。

你有沒有過與某個會「釋放」正能量的人共處一室的經驗？當你靠近他們（也就是進入他們的能量場）不由得感覺到他們散發正能量？遺憾的是，反之亦然。有些人很會散播負面思維，你靠近他們時，會被他們的負能量感染。這樣的人你不該花太多時間跟他（她）相處。

思維至關重要

我們往往低估生理上與某個思緒之間的連結，這種連結終究說來是一連串的化學反應，它基本上對我們造成的影響是整體性的，身、心、靈三方面都有。雖然我們看不到自己的能量場，並不代表它不存在，或不在日常功能的層面起作用。

不妨想想地心引力，你感覺不到它，但你**知道**它的存在，它具有某些特性，並遵循可信又可預測的準則。假如你不小心掉了東西，那東西會落到地上，不會飛到天空。牛頓最初就是注意到蘋果從樹上掉下來，他不需要先「看見」地心引力才能去探究它的影響。

如果你倒立個五分鐘，你會感覺到腦部壓力增加，因為血液流向你的腦部，而腦部並沒有任何方法能夠對抗地心引力讓血液向上回流。當你直立時，也就是雙腳著地站立，你有一個由血管和瓣膜構成的神奇系統，把在全身流動的血液推回心臟。每當你移動，大腿的肌肉就會促進這個作用。人無疑天生要用雙腳站立，而不是用頭！

看見蘋果從樹上掉下來之後，牛頓開始探究地心引力及其廣泛的影響。這相當令人驚奇，不是嗎？一個表面上看似微不足道、但實際上卻是極爲敏銳的觀察，簡單到只是看見蘋果從樹上掉下來（太多人看過這個現象卻完全不假思索），最後竟發現了月球就是靠著地球引力繞著地球轉。牛頓繼而發展出方程式來計算重力的影響，得出萬有引力這個結論。眞是了不起，我們的肉眼根本看不到它。

不論是單一思維或一連串思緒都以差不多的方式產生深遠的影響，並擴及身體上細胞層次的生理作用，潛在地牽動我們的每一部分。我們的思緒**的確**至關重要。

思緒對我們起什麼作用？

我們有多麼常聽到「壓力是對健康有害的風險因子」，可能引發心臟病（「生病」〔disease〕換句話說就是「不－舒服」〔dis-ease〕）和癌症的說法？然而我們卻認爲壓力跟「生活型態」比較有關係，跟我們眞正的思維比較沒有關係。

如果把「壓力」和「憂鬱」這兩個詞看成動詞，從這個意義上說，你不是「得了」憂鬱，而是你「進行」憂鬱。從這觀點來看，憂鬱就不像痲疹那般是你會「得到」的一種病；如果你被感染，你才是「得」痲疹。

要變得憂鬱，你必須以某種方式處理許多感受和日常經驗，腦中轉著某些（負面的）想法，在生理上和情緒上採取某些（負面的）行爲，加總起來打造出憂鬱的狀態。假如你停止用這種方式進行這些事，你就會停止憂鬱。當然我不是說這很容易，我無意以任何方式輕忽憂鬱的影響。關鍵的問題是你**如何**停止「進行」憂鬱？

我和其他從業者自實務工作中發現到，某些行爲和想法構成了你「進行」憂鬱的舉動，運用思維場療法你可以根除那些行爲和想法的**起因**，重拾你對生活的掌控。你將會在後續篇章學會這些技巧。

警告！

千萬不要低估了負面思維對身體的潛在破壞力。

知名的細胞生物學家布魯斯・李普頓（Bruce Lipton）博士，探究了包括思維和情緒在內的非臨床因素對細胞的影響。他在《信念的力量》（*The Biology of Belief*）這本傑出的著作裡，闡述人類細胞好比電腦單元，細胞外部的影響可以改寫細胞的運作程式。他把人類細胞核比擬爲記憶體，把基因程式（DNA programmes）比擬爲硬碟。你可以把磁碟片插入電腦並下載新檔案或程式；即便後來把磁碟片移除，這些程式依然可以運作，因爲這些程式已經「融入」電腦單元的運作中。

李普頓發現，細胞膜上的很多受器會傳遞出影響細胞行爲的信息，這就好比用鍵盤打字把指令輸入電腦。他造出「神奇細胞膜」（magical membrane）一詞，你的思緒和信念會強烈影響神奇細胞膜，這過程確實可以改變細胞的生物作用，因而影響你的情緒和生理的健康。簡言之，你怎樣思考，你就是怎樣的人。

身心的連結是一種精微的動態平衡。

日本的作者兼研究者，也是另類醫學的醫師江本勝博士（Masaru Emotos），反覆進行了幾項實驗，呈現人的思維對於水形成的威力。我們都知道水會適應物理環境而變形，也都知道水冰凍後會結晶，遇熱會變成水蒸氣。江本勝博士呈現的是水接收不同的意念和語詞後所形成的驚人變化。他指出，水在冰凍之前接收特定的負面思維或語詞，會形成醜陋的結晶。相反的，接收到正面的思維或語詞，冰凍後的水會形成美麗的結晶體。你可以在網路上搜尋這項研究的圖片和照片，也可以在江本勝博士所著的《來自水的訊息》（*Messages from Water*）一書裡找到。

如果你能考慮到嬰兒體內有百分之七十八是水份，成人體內的水份大約占百分之六十五，細胞內每一個新陳代謝的反應都是在「濕潤」的環境裡發生，再考慮到你的思維和情緒會對「你」的分子結構產生劇烈影響，那麼你便會明白，消除負面思維與情緒對於良好的身心健康有多麼重要。

桶子效應：當你達到了忍受的極限

我們能夠應付多少「東西」都是有個限度的，你也可以說是門檻，超過了這個限度或門檻，生理上或情緒上就會用負面的方式來回應。

想像你體內有個桶子，裡面裝著你這輩子累積的負面情緒和感受。我們所有人都會遇上不好的「東西」，從某個程度來說，桶子裡裝的東西會變來變去；也就是說，進到這桶子裡的感受和情緒有些是一時的，你的潛意識隨後會把桶子「翻倒」，清除掉這些情緒。不過，其他有些情緒和感受會永久留在桶內。隨著我們年紀漸長，桶子裝得愈來愈滿，變得愈來愈重，也愈來愈不容易繼續裝填東西進去。這就像裝得很滿的一口醬汁鍋逐漸滾沸，到了某一點上，裝滿的桶子在內部張力的壓迫下會開始裂開。如果它整個爆裂，就是情緒崩潰。

人們通常會帶著特定問題來找我，也許是為了減重，甚或解決單純的恐懼症；一旦我們開始合作，個案了解到思維場的威力後總會問我，他們能否一併「去除」一些別的「東西」。結果我為個案處理的問題，常常和他們最初帶來的完全不同。

起初是為了戒菸或減重而來的個案就是個好例子。一旦去除壓力、焦慮和恐懼，尤其是這些都是過去創傷引發的，那麼藉由抽菸來減緩焦慮或藉著吃東西撫慰情緒的需求就會消失，如此一來，當個案開始對自身大致上有更正面的感受，往往就會自然而然停止抽菸或飲食過量。

如果你的情緒桶滿了，裡面裝的是什麼也許無關緊要。換句話說，如果你六歲大時從馬背上摔落，因此跌斷了一條腿，這個事件會在你的桶子裡佔據些許空間。假使你父母離婚或者你變成單親，這免不了也會佔據很大的區域。如果年少時失戀，也會佔掉一小塊空間，諸如此類，直到那桶子塞滿。重要的是桶子**滿了**。填滿這桶子的各種事件之間也許有關聯，也許沒有；桶內的所有「東西」不論大小，都可以用思維場療法清除掉，毫無例外。

你應該聽過「壓垮駱駝的最後一根稻草」這個說法。這句話說的正是同樣的道理：當桶子就要爆裂，再怎麼輕微的小事，在正常情況下甚至不會引起反應的，也可能引發不成比例的強大負面作用。當這種情況發生，你需要採取行動把桶子清空。更好的做法是，趁桶子**還沒**滿就趕快清空！！！

一旦你學會如何眞正把煩惱敲散，你擁有的是可以任你使用一輩子的技巧，而且永遠不必再經歷「桶子爆開」的後果。

一旦桶子清空，運用思維場療法去除負面感受，尤其是造成負面感受的**紊亂**，那麼要「進行」憂鬱也會變得愈來愈困難。當這些紊亂被清走，負面的思緒和感受也消除，我們可以運用其他的技巧，譬如神經語言學改寫我們腦袋裡的程式，用不同的方式「做」事情，用不一樣的思維思考，選擇不同的行爲。

思維場療法和神經語言學以這種方式合作無間。思維場療法消除負面感受，神經語言學則產生正面感受，幫助我們創造更動人的未來。身爲治療師，這個組合可說是「夢幻團隊」。在後續的篇章裡會有更多關於神經語言學的解說，包括協助**你**改寫心靈程式的技巧和準則，只要你把情緒桶先清空。

↙約翰的故事——你的「痛苦之身」(pain body)

我用「痛苦之身」一詞來代表你的心靈在肉體上所造成的痛苦。大多數人都知道，截肢者通常會感覺到被截除的肢體部位產生的慢性疼痛[3]，這確證了疼痛感不盡然是生理上產生的。

約翰是我在電視節目上合作的個案。他自願參加中部獨立電視台（Central ITV）舉辦的活動，該活動鼓勵民眾報名前來「挑戰」我能否用思維場療法消除他們的問題。約翰為背痛所苦，已經好幾個星期沒上班，正在考慮是否要動手術。他找過醫生，在醫院做過相關的檢查，醫生和院方了解他的疼痛和行動不便（他簡直無法從座椅上起身），但除了指出脊椎有一些不算輕微的磨損之外，找不到疼痛的真正原因。

約翰熱衷園藝，熱切地想回到戶外活動，也一心想回去上班。

---

3 譯註：所謂的幻肢痛，指患者感覺已被截除的肢體仍然存在，而且該處出現疼痛。

我抵達時，節目主持人艾利森已經架好攝影機正在跟約翰聊天，約翰甚至沒辦法從椅子上起身跟我打招呼。我跟約翰聊起他背痛的狀況（我動過脊椎融合手術，完全能夠體會背痛而動彈不得的感受）。約翰很高興我了解他經歷過的事。我們聊到我腰椎的脊骨曾出現一連串小裂縫，非動手術不可，也多虧動了手術，我當時擔任私人教練和有氧運動教師的職業生涯才能持續，我的健身俱樂部連鎖店得以開張，而且每星期最多開了十一堂健身課。我在醫院遇到動同樣手術的人，大多數都因為「背痛」而放棄運動，而且體重一直增加，結果背痛問題更惡化……總之，稍後再回頭來談心態的問題！

有一些特定的順序或者序列法則可以對治背痛，我原本打算用在約翰身上，並教他如何自行治療。然而按照我正常的工作模式，尤其是處理有長期的情緒問題或生理問題的人，我決定先檢視約翰的「情緒桶」。

從簡短聊天當中，我發覺到他早年有過重大創傷。受過什麼樣的創傷無關緊要，不管過去或現在都是如此，我們姑且稱那些創傷為「那些問題」。重點是約翰的情緒桶已經滿到要爆開，即使他對目前的人生「毫無怨言」，也已經「幸福的安頓下來」好一段時間。我問他，介不介意在我開始治療他的背痛之前，先處理他的「那些問題」，他同意了。

我請他告訴我，從前哪些事件對他造成最深的創傷，並用一到十的數字來評量嚴重程度，十代表最嚴重。結果他列出的事件有很多達到十分。這個感覺量表叫做SUD，「主觀困擾程度指數」（Subjective Units of Distress）的縮寫。稍後我會教你如何使用這量表。這量表在各類的心理學均普遍使用，不是思維場療法專用的。

指出最嚴重的「那些問題」之後，我開始敲打約翰的穴位。不消幾分鐘，他明顯起了變化。後來他形容這過程很像幾隻鳥兒在土地上跺腳，利用震動把土裡的蟲趕出地面，好讓牠們啄食。用約翰的話來說，「我簡直感覺到情緒和它的力道往上升，徹底離開我的身體。」這絕不是獨一無二的體驗：有些人感覺到「它」往下沉，從腳部離開，甚或從胸部離開，其實「問題」離開身體的那種感覺很常有。經歷這過程的人常會說：「感覺好怪喔！」從工作中我慢慢愛上「好怪」這字眼，現在聽到人們說「感覺好怪喔！」還會認為是好兆頭。

大約十五分鐘後，約翰明顯更放鬆了，他的姿勢也大大改變了。為了評估效果，我請他當作沒有背痛一般從椅子上起身。他看著我，彷彿我瘋了，隨後立刻站了起來。當下真不知約翰和艾利森誰比較吃驚，艾利森突然大聲說，「不，他還不能被治好！我們還沒拍攝『從前』的情況」。為了錄製電視節目效果，約翰馬上被送往戶外，被要求假裝在背痛的情況下吃力地在花園挖土，因此你今天仍舊可以上我的網站看到這段剪輯。事實上，假如我們在治療開始之前拍攝「從前」的情況，約翰甚至沒辦法拿鐵鍬站直。

跟其他自願者錄製節目時，我們不再犯同樣的錯誤，所以在我對凱莉這位縫針恐懼症者進行治療之前，她一看到縫針的極端反應被拍攝下來，跟不到三十分鐘之後，她拿起一根針輕輕地往她皮膚上扎的情形相比，簡直判若兩人。

回到約翰身上。我繼續花了一個鐘頭對約翰進行治療，在這之後，他的「問題」全數清空，他甚至回想不起來先前那些事帶來的痛苦。對此他困惑不解，「我不曉得這是怎麼辦到的……可是它真的有效！」當時我在治療疼痛這方面還沒出現過如此神奇的成效，但他的疼痛全數消失了。

在兩個星期之後的追蹤回診，我又見到約翰。他可以開車到我住處來，約莫開了六十分鐘車程，這是他進行治療之前辦不到的事。能夠開車讓他重拾莫大的獨立自由。我們清除了一些自初次治療以來浮現的殘存小問題，並使用了一些神經語言學和催眠來引發大量的良好感受。離開之際，約翰說，「順道一提，打從接受你的治療開始，我的牛皮癬就慢慢消失了。」邊說邊把褲管捲至大腿處給我看。我不知道他有牛皮癬，我們第一次見面時他並未提起，我也從沒著手去處理它，不論如何，進行思維場療法過程中，這類的反應並非不尋常。當你了解生理跟情緒桶和痛苦之身之間的連結，你就會明白箇中道理。

故事尚未結束。接下來的聖誕節我收到約翰寄來的可愛卡片，上面寫說他辭掉了平日的工作，目前是全職園丁。隔年春天，我收到他送的禮物，一個美麗的吊花籃。

要敲打哪些穴位？何時敲打？

要敲打的穴位分布在經絡系統的特定的點上。進行思維場療法時，我們最多會用到十四個穴位，其中十二個屬於序列法則的層次。以下的資訊提供給對純粹數目字感興趣的人參考：十二名合格的思維場療法語音科技專家中，有一位尚恩．奎格利（Sean Quigley），對於可以確診出多少種可能的不同排列組合相當著迷。他使用以下的公式來計算：

若以十二個可以重覆的、以某種順序（準確的順序非常重要）來敲打的穴點來說，公式是 n 的 r 次方。這代表著高達 23,298,085,122,481 個可能的排列組合！

這一點顯示出，任意敲打穴位是完全行不通的。想想看，在得出正確的組合之前，你要試驗過多少種順序？！

透過一個診斷的歷程，卡拉漢醫生找出了一系列的順序，這些敲打順序在有同樣

「問題」的個案身上反覆顯現效果。他發現在將近八成的個案身上，這些順序可以消除問題。這個層次的思維場療法被稱爲**序列法則的**層次。

什麼是序列法則？

序列法則（algorithm）當然不是新詞，也不是思維場療法獨有的。序列法則是數學和電腦程式設計常見的用語[4]，你要電腦執行你要它去做的事，你得寫下一套程式或者一組指令讓電腦遵循，這指令或程式是用特定語言寫的，電腦可依此執行下一個動作。簡單來說，它就是**公式**。

實際上，任何一組指令都可以被稱爲序列法則，就連招計程車也是：

- **走到計程車招呼站**。
- **坐上計程車**。

4 譯註：序列法則也就是所謂的演算法。

- **給司機你想要前往的地址，司機採取適當的行動。**
- **抵達目的地付錢下車。**

思維場療法的序列法則，描述的是敲打穴位的某個特定順序。這是思維場療法和情緒釋放技巧（Emotional Freedom Technique, EFT）的一大差別。進行情緒釋放技巧時，你每一次都以同樣的順序敲打所有的穴位，一面敲打一面大聲說出譬如「即便我有這種恐懼，我依舊徹底接納我自己。」等句子。不是每個人都能很自在地這麼做（這兩種方式我自己都使用過，我就覺得進行情緒釋放技巧很不自在）。進行思維場療法時，你不必把問題大聲說出來。

想像一下格林機砲（Gatling gun）。這是一種可以對著特定標靶、同時發射大量子彈的機械槍砲。如果你發射夠多的子彈，其中一些不免會命中目標，但很多子彈會錯失標的，頂多是部分擊中。反觀雷射精密步槍或熱追蹤導彈，它能追蹤並鎖定目標將之摧毀，萬無一失。

再舉一個例子，假設你得了感染病去看一般科的醫生，醫生開給你可以殺死多種細菌的廣效抗生素，這藥可能有效，要不徹底有效，不然就是部分有效而已。另一個做法是，你透過驗血檢測出致病的**特定**細菌，然後醫生開給你確切的抗生素，細菌肯定會被根除。同樣的，儘管情緒釋放技巧可能有效，也不該被輕忽，但比起思維場療法的精準到位，從時間長度和準確性來說，情緒釋放技巧略遜一籌。

你該預期達到什麼效果？

仔細地一步步跟著指示去做，你可以做到思維場療法專家能達到的效果。在下一章裡，你將學會使用思維場療法的「標準程序」。如此一來，你就能夠治療並徹底消除很多負面情緒和問題，譬如焦慮、憂鬱、恐懼症等等。

在本書後續的章節裡，你會學到輔助思維場療法的神經語言學的基本技巧。

這不是一本自助手冊，而是賦予自己力量的書，而這些技巧的威力在於，它能讓你的生活全面改觀。

測量你的進展

在醫院裡，我們可以利用譬如驗血之類的診斷技術測量臨床的生物反應，但心理技巧卻不一樣，心理技巧是以個體感知到的改變爲基礎。因此，我們使用所謂的主觀困擾程度指數，簡稱ＳＵＤ。這個量表不是思維場療法獨有的，它非常有用，其實它就是就用一到十來爲你的「苦惱」的嚴重程度打分數，十分表示最嚴重。

爲了準確評分，你必須進入**思維場**。這代表你也許要花個幾分鐘時間回想一下，你在某個特定情境下的**真實**感受。比方說，如果你爲了過往的某個創傷要療癒自己，你必須再次回憶那起事件，也就是要在腦海裡看到創傷發生時你的所見，聽到當時所聽見的，並去感覺當時的感受。這不像諮商，你不需花好幾個鐘頭談起事發經過，你只需要用幾分鐘的時間回想這段記憶和相關的感受，從而將之根除。

如果很難觸及某個思緒，有一些很好的資源可利用，其中之一是 YouTube 網站。最近我治療一位患有蝴蝶恐懼症的病人，她沒辦法藉由想像蝴蝶進入「思維場」，但當我從YouTube網站找一段蝴蝶的影片給她看，她馬上進入情況！

我在很多恐懼症病人身上使用這一招，播放像是遊樂園設施、蜘蛛和飛行等等影片。如果是與某個人有關的情緒，那麼看看那個人的照片，甚或只是寫下那人的姓名，都很有幫助。

請留意，主觀困擾程度指數反映的不是你**從前的**感受，它反映的是你再次觸及某個思緒時，你**當下**有何感受。

思維場療法的黃金規則第一條：進入思維場，並用主觀困擾程度量表打分數。

你用一到十打分數，十代表最強烈最糟糕的感受，一代表你可以想起那件事，但不帶任何情緒。在你著手敲打穴位**之前**，記住這個數值。這過程的每一階段，你要一再使用主觀困擾程度量表打分數，好讓你看到進行每一個序列可以在多大程度上去除你的苦惱。你會從中知曉是否要重覆這同一序列，還是應該加以修正。

這個量表沒有零分，一是最低分。分數是一或二代表治療成功。這代表你可以一直進行到治療的最後階段，也就是所謂的「眼球轉動」（關於眼球轉動，請見95頁）。假如你要對小孩子進行思維場療法，小孩子沒辦法準確地用數字來評分，你可以用笑臉／哭臉取代主觀困擾程度量表。就連一些大人也比較喜歡用這種方式評分！你只需要用一張圖表，顯示從愁眉苦臉到笑臉的一系列表情。這些表情都很基本，只要劃一個圓圈，加上兩個眼睛一個鼻子，以及嘴角往下垂逐漸演變到嘴角往上揚的嘴巴。大部分的圖表從兩分開始以偶數評分，因此會有五張從悲傷到快樂的臉部表情。

會阻礙你成功，並且讓主觀困擾程度指數無法下降的幾個因素之一是心理逆轉。就

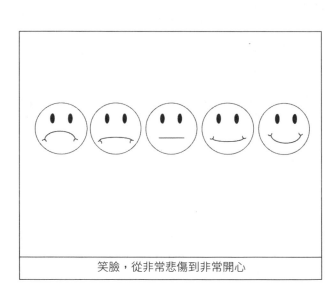

笑臉，從非常悲傷到非常開心

像先前提到的，你會跟自己所思所行唱反調。我們將在後續的章節裡，更詳細地談到思維場療法的這個重要面向，你會發現，要清除它有多麼容易，只要按照第23頁的方式敲打手的側邊即可。假使還是沒有效，我將在後續章節示範其他的矯正方法，讓主觀困擾程度指數下降。

知道要治療什麼？

我在培訓思維場療法的治療師時，除了教他們正確的標準程序之外，也就是讓他們學會敲打穴位以及使用哪個序列法則，我還會強調處理正確的情緒非常重要，而正確的情緒很可能不是最初看起來最主要的那一個。我認為，能看出這一點就是治療師是否平庸或**出色**的一大差別。即使你只是要治療自己，**你**也可以成為最優秀的治療師，只要你謹記你將要學到的。就像前面提過，如果你想用思維場療法來戒菸或戒掉飲食過量，那麼消除最初導致你抽菸或飲食過量的「問題」或思維很合理。假如你正在處理離婚問題，或搬家，或身處有壓力的情況下，那麼在對治抽菸成癮或暴飲暴食的問題之前，先消除壓力來源才是合理的做法。不管你採用思維場療法是為了對治什麼問題，請記得前一章提過的「桶子效應」。當你把情緒桶清空，你的人生會更豐富精采。儘管桶子裡的「東西」跟你現在遇到的問題沒有關係，減輕情緒的負擔就會帶來很大的差別。

進行思維場療法時，你會經歷到所謂「剝洋蔥」效應。當你剝除某個問題的「最外層」，裡面的一層就會暴露出來。它呈現的形式很可能是你對同一件事的另一種思維。

比方說，看看以下的連續事件：

- **某人因為離婚／分居而悲傷。就像其他很多問題一樣，這個創傷有著層層情緒。下列的層層情緒是假設性的，但說明了洋蔥效應的概念。**
- **使用最先的序列法則來評估事件帶來的創傷。**
- **創傷消除後，接著感受到的是憤怒。**
- **使用序列法則來消除憤怒。**
- **憤怒消除後，接著感受到的是悲傷。**
- **使用序列法則來消除悲傷。**
- **悲傷消除後，接著是獨自面對未來的恐懼。**
- **使用相關的序列法則（見第199頁）來消除焦慮／恐懼。**
- **焦慮和恐懼去除後，接著是缺乏自信。**
- **使用相關的序列法則來提升自尊和自信。**

如你所見，把一「層」問題剝除之後，又會露出另一層來。如果你不是對治某個創傷，而是比方說對治飛行恐懼症，要面對的恐懼依序如下：

- **搭飛機的前一晚感到焦慮，擔心搭飛機這件事**
- **登機前的檢查——所有安檢等等**
- **登上飛機**
- **起飛**
- **飛機飛上天空時的密閉感**
- **亂流**
- **降落**

如果你要治療蜘蛛恐懼症或是對其他動物的恐懼，治療的進程如下：

- **讓自己習慣看蜘蛛的照片**
- **看真實的蜘蛛**
- **看真實的蜘蛛移動**

- **習慣身體碩大的蜘蛛**
- **習慣長腳的蜘蛛**
- **克服看狼蛛的照片時的恐懼**
- **抓起一隻蜘蛛或扔掉一隻蜘蛛**

如你所見，任何問題都有很多層次。不論如何，有時候你可以一舉清除好幾個層次。但要有耐著性子、循序漸進的心理準備，治療有時非如此不可。

我跟想要減重的個案一起工作時，常常發現他們的自尊心都很低落，這通常是從前的某些經歷所致。一旦那些癥結清除了，「問題」的起因也就清除了。思維場療法的一個副作用是，你就是開始感覺很好……沒來由的！

從頭一次著手

我傳授給所有學員的另一個技巧是，**從頭一次著手**。比方說，假如有個容易臉紅發窘的人找你治療，那麼，回到最初，找出頭一次出現臉紅發窘的情況。害怕在公眾面前說話是很常見的一種恐懼，一旦你去除了起因，清除焦慮會容易得多。回想你頭一次在大衆面前或最糟糕的那次的經驗，清除現有的焦慮之前，先清除那次經驗的壓力。

↙戴夫的經歷

戴夫來找我是為了治療當衆講話的恐懼，這是最常見的一種恐懼症。一如既往，我問他這種恐懼是何時開始的，或者什麼事會誘發它。他想不起來哪件事可以解釋這恐懼的由來。每當他在工作場合需要做簡報，恐懼感就會油然升起，而他在公司裡逐級升遷，需要當衆發言的機會也愈來愈多。這些簡報通常都跟總金額超過數百萬英鎊的計劃有關。在這種情況下，大多數人多少都會感覺到一些壓力，也會想把簡報做得完整無誤。一定程度的壓力很有幫助，問問體育選手願不願意在腎上腺素沒有被激發的情況下參加奧運決賽，他們一定會馬上回答「不願意」！但是如果壓力太大，讓我們胡思亂想，就會適得其反。

恐懼症是指恐懼感超過了正常程度，並且以完全非理性的方式飆高到往往是極端的程度。我跟戴夫說明，這類的恐懼症是一種習得的行為，不是天生的，因此，他從前肯定經歷過或目睹過會觸發這種非理性恐懼的事件。我問他，從前在學校是否出糗過，也許是在學校戲劇表演或操場集會時。他馬上想到中學導師曾經要班上每個人起立演講一分鐘，說說畢業後想從事什麼工作。輪到戴夫時，他起立並驕傲地說他想要進入英國皇家空軍。他講完，導師卻說：「這個嘛，如果你立志要殺人，從軍入伍倒是沒問題。」瞬間教室裡所有人目瞪口呆，全都看著他，讓他窘得不知如何是好，只能默默坐下。事後他父母親得知這件事，親自跑到學校裡跟老師「談一談」，老師有道歉，但是傷害已造成。這個經歷給了戴夫很好的理由，在大庭廣眾前還是不要起立說話為妙。

我首先用創傷序列來治療戴夫，我將在後續的章節說明這個序列。我們從各個角度來治療這創傷。戴夫想起當時他感到「反胃」想吐，於是在敲打穴位時要他想著這念頭。接著我們敲打憤怒序列（第217頁）來處理這創傷，此時他把思緒特別集中在那位老師身上。然後再敲打尷尬序列（第217頁），此時他想著當時杵在那裡的感受。每一次都代表這同一件事或問題的各個層面，藉由消除所有層面，我們徹底清空這件事帶來的任何負面效應。接著我們以同樣的方式處理更近期的事件，從在公司開會到面談，全都用思維場療法成功地消除了。然後我要他進入「未來臨摹」（future pace），想像他再過五分鐘就要開會，盡量讓自己變得焦慮。進行這般的想像時，他的主觀困擾程度指數達到五左右，於是我們為此敲打穴道，幾分鐘後他已不再感受到焦慮。

打從開始治療之後，戴夫進步神速，當眾講話這件事不再像過去那般令他怯步。我們當然也可以只處理戴夫當眾講話的立即恐懼，不過，徹底清理這恐懼的每個層次，才能夠讓戴夫獲得最理想的結果，目前不管是在工作上或生活各個領域，他都能自由地一展長才。

為何思維場療法可能不起作用

技巧使用得當的話，思維場療法的平均成功率是七成到八成五之間。跟很多療法一樣，你愈精熟，效果就愈好。不妨問問任何執業醫療人員，倘若有某種藥方或療法的成功率達百分之八十五，他們肯定會迫不及待想得到！因爲這種療效前所未見。

儘管療效絕佳，但是思維場療法並非人人管用。對此卡拉漢醫生有句名言，「凡是宣稱治療成功率達百分百的治療師，都是因爲他治療的病患還不夠多！」所幸我們知道思維場療法不能奏效的原因何在，大部分都是可預防的：

- **當事人沒有進入思維場。**
- **當事人用錯了順序（序列法則）。**
- **當事人處在心理逆轉狀態。**
- **當事人有個人能量毒素淤積。**
- **假設治療進行得無誤，這些原因當中最常見的是心理逆轉（在下一章將有更詳細的解說。）**

負極性

「極性」（polarity）一詞意指基本的自然律：電磁力，或者說相吸和相斥的作用力。同極相斥，異極相吸。人體實際上是個電場，流動著高壓能量。假使電路發生短路，或系統受損，斷路器會讓整個系統關閉。這就是我們處在心理逆轉時，實際上會發生的情況。

要保持理想的健康狀態，生命能量就必須在體內全身自由地流暢無阻。

如同前面提過的，心理逆轉的矯正，用卡拉漢醫生的話來說，是他最重要的發現。

並非只有卡拉漢醫生探究人體內極性逆轉的強大效力，精通整骨療法和自然療法的奧地利裔美籍脊椎指壓按摩師，倫道夫．史東（Randolph Stone, 1888-1981），畢生致力於發展極性療法（Polarity Therapy），統合東西方治療的原則與技巧。同樣在這個領域奉獻力量，從健康的角度保持人體正極性而且大有斬獲的學者，包括哈洛德．撒克斯頓．波爾（Harold Saxton Burr, 1889-1973），這位耶魯大學生物學教授認爲所有生物都具有電磁性。他用一支簡單的伏特計來顯示這一點，我將在後續的章節說明如何進行。

一九七二年，婦科醫生路易斯．朗翰（Louis Langham）指出，大多數有惡性腫瘤的病患顯示出負極性，相較之下，非惡性腫療的受試者則大部分顯示正極性。朗翰教授從測試中發現，有惡性腫瘤的病患當中有百分之九十六呈現負極性，而沒有罹患癌症的受試者當中有百分之九十五呈現正極性。你可以從瓊安．卡拉漢的一篇文章找到這項研究的內容，請搜尋 www.rogercallahan.com/cancer.php 這個網站。

探究身體的能量和極性及其對健康的負面作用的人包括詹姆斯．歐須曼（James

Oschman）博士，著有《能量醫療》（*Energy Medicine*），和安德魯．威爾（Andrew Weil）醫生，著有《自發療癒》（*Spontaneous Healing*）。大多數的極性療法專家利用各種形式的物理性操作和壓力來釋放阻塞的能量，通常是沿著經脈指壓，並搭配運動（譬如瑜珈）以及在營養學方面的一些建議。

卡拉漢醫生的遠見卓識在於，他發現簡單地敲打身體上幾個關鍵穴位，在大多數情況下就可以清除負極性，這使得思維場療法成爲格外簡單有效的療法，讓身與心都獲益無窮。

心理逆轉：你的心靈與你的想望唱反調

當我們處在心理逆轉狀態，會對情緒和生理方面帶來深遠的影響。當你被「逆轉」時，可能會經驗到以下的徵狀：

- **想法時常很負面。**
- **做事因循拖延。**
- **做出跟自己作對的行為。**
- **不經意把話說反了或做出相反的動作，譬如心裡想著左轉，卻右轉了；把該加熱的晚餐放進冰箱，把該冷藏的牛奶放入烤箱。**
- **有閱讀障礙（dyslexia）或理解事情有困難。**
- **時常感到困惑。**
- **身體上的毛病總是治不好。**

心理逆轉分兩種類型：

- **大量逆轉**
- **特殊逆轉**

讓我們先處理情緒的影響。如果你發現上述的徵狀當中，有多項或全部經常出現在你生活中，那麼你很可能有**大量逆轉**。也許沒什麼明顯原因，但你就是一直感覺到某種的消極悲觀與困惑不解。不論你考量什麼，你就是處在大量逆轉。

假使你大多時候都感覺不錯，只有在某些片刻才感覺到上述的某些徵狀，舉例來說，如果你正在學法語，當你看到或聽到某些字眼時你腦袋打結，搞不懂它的意思，頭痛喪氣，那麼你就是處在**特殊逆轉狀態**。換句話說，學法文這件事，好像跟你作對似的。當你想到其他事情時，感覺都很正面，但一想到學法文，你就頭昏腦脹。

從健康的角度，假如你在伏特計上呈現負數，這就代表你有**大量逆轉**。

除了注意是否出現上述的徵狀之外，還有好幾種方式可以檢查是否有心理逆轉，其中之一是伏特計。

使用伏特計測試心理逆轉

你應該閱讀伏特計使用說明書的詳細指示與圖解，這裡提供的是基本準則：

- **使用靈敏度高的數位伏特計，用左手握住黑色那一端，左手大拇指輕輕按著尖端。**
- **右手握著紅色導線，把尖端輕輕按在你左手手背上。**
- **讀取數值。**
- **螢幕上會顯現一個數字；如果是正數，你就是沒有心理逆轉，如果是負數，你就是處在心理逆轉狀態，請依照本章末尾的矯正序列來消除。**

也有一種可能是，**身體的特殊逆轉**（**specific physical reversal**）。在這種情況下，你的伏特計顯示的是正數，但是如果你把紅色導線的尖端直接按在某個受傷部位（而不是放在左手背），你會得到負數。這就是那個身體部位的**特殊逆轉**。

舉我自己的一個例子來說，二〇〇六年，我動了一個婦科小手術，在肚臍眼下方開了一道小切口。疤痕不超過兩公分。開刀主要是爲了檢查，但手術後我身體很不舒服，當天必須住院，而不是原本預期的在下午五點出院。翌晨我回到家，傷口周圍依舊十分疼痛。過了幾天，傷口還是沒癒合，看起來和手術隔天沒什麼兩樣。我決定把伏特計放在手背上測量，結果量出正數值。但是當我把端點放在傷口部位，數字立刻掉到負兩百。接著我把一隻手覆蓋在傷口上，用另一隻手在逆轉部位開始敲打。每小時進行好幾回。當天稍晚我又量了一次，極性已經躍升爲正五十，那傷口簡直是在我眼前開始癒合。我持續敲打，不到二十四小時，傷口結了薄薄一層痂，幾天之內便整個癒合了。

去年，我的牙齦幾乎在一夜之間長了一個大膿包。牙醫幫我照了X光後說，需要動手術和進行一般的麻醉。他必須在齒骨上鑽洞把膿血引流出來，長膿包的情況很可能已經有好幾年。手術後我再次把手覆蓋在傷口處並敲打逆轉部位，接下來兩星期每天進行好幾回。兩週後回診時，膿包縮小了一半以上。但那牙醫不以爲然，堅持我要上大醫院找口腔顎面科看診。預約的看診日在幾個月之後，這期間我持續用手覆蓋傷口敲打逆轉部位，到了看診日，膿包幾乎已不見蹤影。先前牙醫說發炎最嚴重的地方在骨頭內部，爲謹慎起見，我還是乖乖到醫院就診。到了醫院又照了一次X光，等了很久醫生才現身跟我說，「抱歉讓你久等，我們剛才在聯絡你的牙醫，問他爲什麼要把你轉診過來，因爲我們看不出哪裡有問題！」長膿包的所有跡象，不管骨頭內外，全都消失無蹤。

在此強調相當重要的一點，那就是敲打逆轉部位無法「療癒」你，它的效用是防止負極性阻塞身體的自然療癒歷程。如果你的身體保持在正數值，它更能表現天生的修復力。

事實上，我們隨時處在心理逆轉的進進出出狀態。舉例來說，運動可以清除心理逆轉，這也就是在大量運動之後，心煩的事情會感覺沒那麼糟的原因！奎格利和我進行了一些實驗，每當感覺到逆轉出現而且伏特計測出負數值時，就往蹦床上跳一跳。我們發現只要蹦蹦跳跳個兩分鐘，逆轉的狀態幾乎一掃而空。跳蹦床很有趣，不過當然比不上敲打手側邊二十秒來得又快又簡單！

走筆至此，我不禁想笑，因爲每次我寫到蹦床時，總想不起它正確的名稱。我會很沮喪，心想乾脆寫下「小彈簧床」算了，但此時只要我敲打手的側邊，「蹦床」一詞就會馬上冒出來。一個很好的例子是，每次我忘記把某個東西放在哪，我就會用上這個簡單的技巧，而且神奇的是，敲打穴位之後，我總會想起來。

手臂測試法

先前提過，有幾種方式可以檢測心理逆轉，一種是上面討論過的伏特計，除此之外，在友伴協助下，可使用應用人體運動學常用的肌肉測試的基本形式。

應用人體運動學是以「肌肉測試」爲基礎的治療，也就是直接「向你的身體提問」，並獲得非語言的準確答覆。這方法需要兩個人進行。重點是要先學會**校準（calibrate）**。

雙腳與肩同寬站立，一隻手臂平舉在一側。請你的同伴平穩地把你的手臂往下壓，而你要使力對抗他的按壓，打直手臂保持平舉，別被他壓下去。你們**雙方**都需要校準彼此在做這動作時的力道。這樣做的目的，是要了解你要用多大力氣撐住手臂，無關乎誰比較強壯。測試者在你手臂上施加的壓力大小，顯然會因爲你們彼此有多強壯而有所不同（見第74頁動作示範）。

校準完畢後，即可進行下一階段，也就是測試心理逆轉：站直身體，把左手彎到頭頂上（不要碰到頭），掌心朝下（見第75頁動作示範）。請你的同伴把你平舉的右手臂

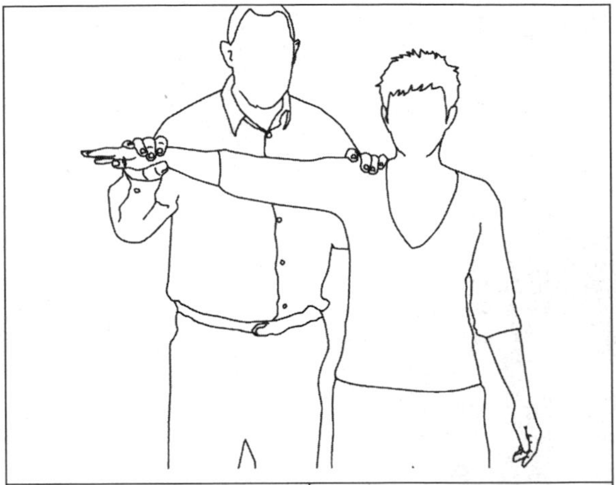

手臂測試　確立手臂強壯有力

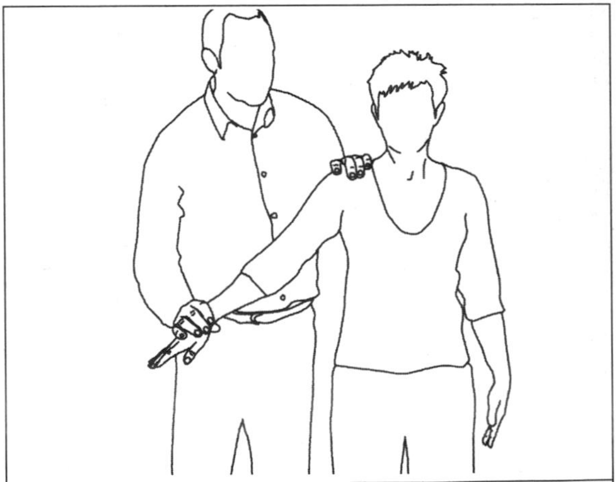

手臂測試　確立手臂虛弱無力

平穩地往下壓，而你要使力對抗對方的施壓，讓手臂保持不動。

留意你感受到多麼強的力道，以及你使出多大力氣來對抗。你也必須評估你們倆需要用多大的力氣讓手臂保持在原位。如果你的同伴比你強壯，別讓他太過施力，以免你的手臂瞬間垮掉。你們倆之間要合作找出你要用多少力氣抗拒，手臂才能保持在原位，以及在你的手臂就要撐不住而往下掉之前，對方要用多少力氣。你的同伴要平穩持續地使力約三至四秒，這一點很重要。他往下施壓，你則對抗他的施壓。

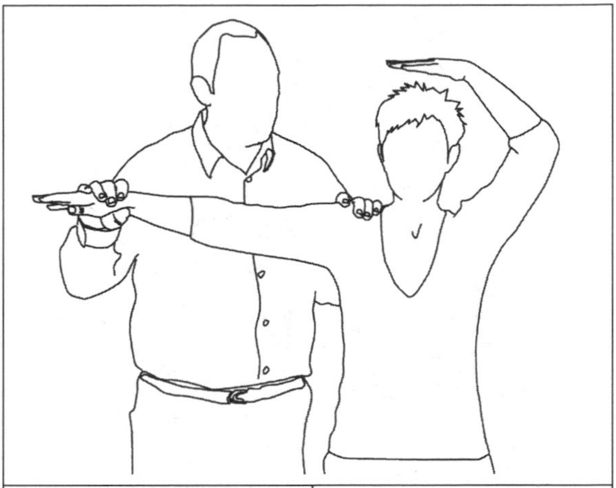

手臂測試	掌心朝下，強壯手臂

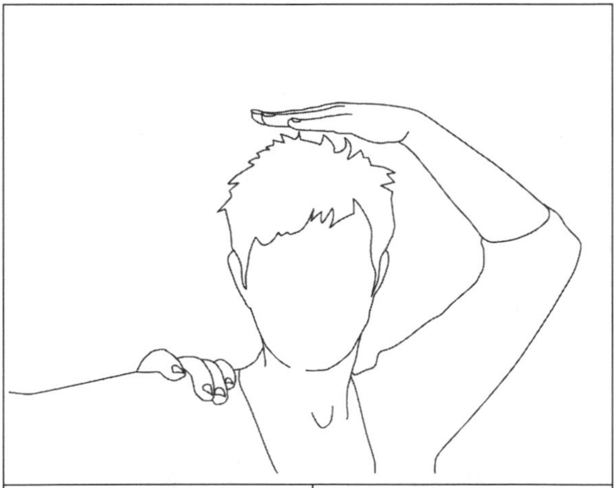

手臂測試	掌心朝下，特寫

接著，你翻轉左手掌，讓掌心朝上，手背朝向頭頂。你的同伴施加跟先前一樣的力氣，你一樣要對抗他的施壓。

你很可能會察覺到這兩個動作產生劇烈的差別，當你掌心朝下，你的手臂很有力，

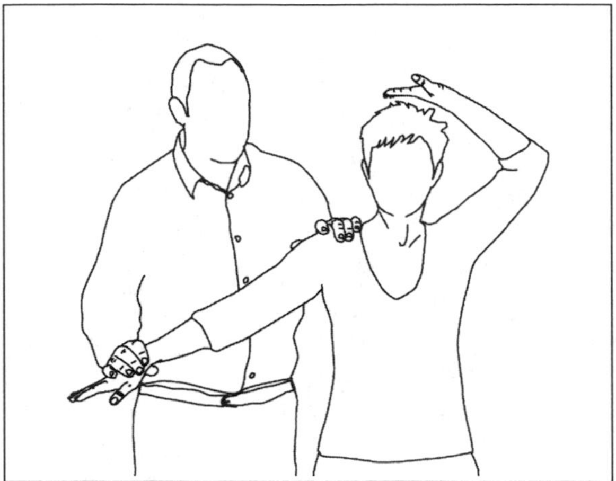

手臂測試	掌心朝上，虛弱手臂

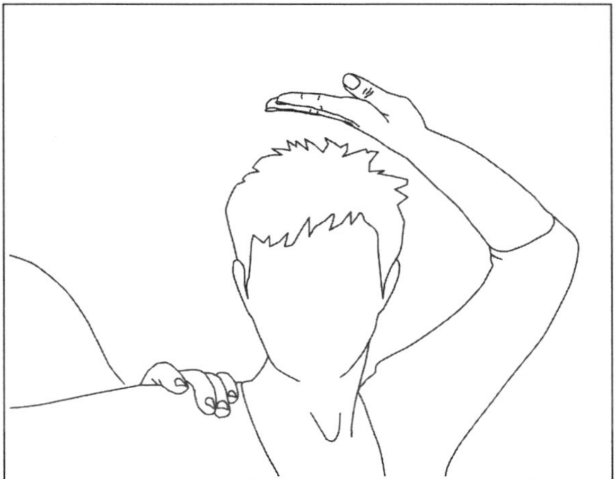

手臂測試	掌心朝上，特寫

因爲它有正極性。當掌心朝上，你的手臂會沒力，這具有負極性。

假如你沒有心理逆轉，你會發現：

掌心朝下＝強壯有力／正

掌心朝上＝虛弱無力／負

假使兩者力道相同，或者結果相反，也就是掌心朝下＝沒力，掌心朝上＝有力，這就代表**大量逆轉**。你必須進行本章末尾陳述的矯正療法。

另一種做法是，一隻手臂抬起向一側平伸（另一隻手臂自然地落在身體一側），請你的同伴平穩地下壓三至四秒。你一面對抗他的施壓，一面說「我的名字是……」（說出自己的眞實姓名），留意你手臂有多麼用力。休息幾秒鐘，再重複一次，但這一次說「我的名字是唐老鴨」，在你的同伴施加與剛才同樣力道的情況下，留意比起你說眞話時，你的手臂變得多麼沒力。

這個測試法幾乎人人管用。有些人偶爾會感覺沒有差別，這代表有毒素存在。這毒性問題將會在後續的章節裡討論，而且可以用思維場療法的語音科技（見第117頁）辨識出來並加以矯正。

假使測試者和被測試者的體能懸殊，有時候很難感覺到手臂力道的差別，不過大體上這仍是個實用又可靠的測試法，實際上對大多數人都有效。

一旦你辨識出清晰的差異，也就是掌心朝下＝有力，掌心朝上＝沒力，你就可以用肌肉測試法來對你的身體和潛意識、心靈問問題。簡單來說，手臂有力＝是，手臂沒力＝否。

先前我們了解到，我們所思所想會往我們的「情緒桶」裡塡塞東西，繼而在生理上造成影響。如果你想要測試自己的負面思維影響自己多深，試試以下的方法：

想想令你感覺很好的某人或某事，某個讓你感到內心生出力量的特別的人或事。現在想著那念頭，全神貫注於它。當你找到那念頭，把手向一側平舉，請你同伴使力把手臂往下壓，而你對抗著他的按壓。如果你沒有心理逆轉，你想著這念頭時，手臂會是有力的。接著，想想某個你不喜歡的人或事。想著那念頭一會兒，集中心思於它，同時重複一次手臂測試。你的手臂很可能會虛弱無力，這代表你想著這件事或這個人的時候，不僅情緒上變得虛弱，生理上也是。

如果你找到某個念頭或記憶令你的手臂沒力，你需要用本章末尾的矯正療法來清除它。此外，你也需要在後續章節裡的適當序列法則。這念頭或記憶實際上正在生理和情緒上削弱你。

如果想著這兩種念頭時你的手臂都強壯有力，你就是有心理逆轉。這情況也可以加以矯正（見第80頁），然後重做肌肉測試看看結果如何。

矯正療法（Corrective Treatment）

矯正心理逆轉有幾個要素。就大多數情況來說，第一階段和第三階段就足夠。不論如何，你會用到矯正療法是因爲思維場療法不起作用，那麼進行矯正時，專注於這問題就很重要。

- **輕敲手掌的側邊（空手道手刀的劈砍點）二十幾下（見第80頁上圖的動作示範）。這就是第一階段。**
- **手指從肩膀處沿著左鎖骨下方往胸部中央按壓（見第80頁下圖的動作示範）。假如你發覺有個點會痛，就以朝胸口劃弧的方式輕輕地揉按那個點，直到痛的感覺**

平緩為止。如果你發覺有痛點（也許沒有），這代表你的身體很可能有毒素淤積，因為這裡是淋巴系統和血液循環交界處。這部分需要進一步探究，後續會有

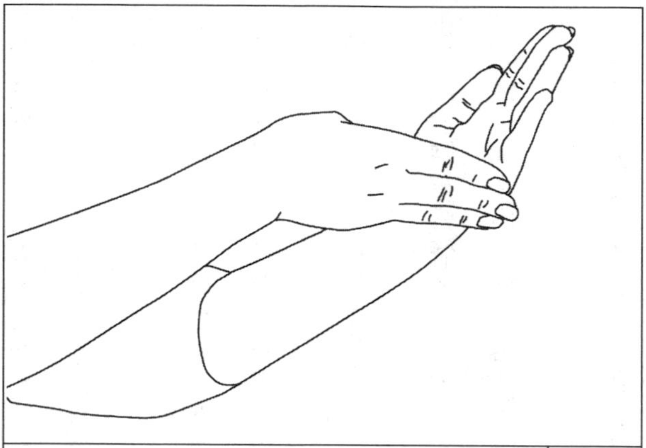

敲打點	縮寫
手掌側邊（side hand）或空手道打手刀的劈砍點	sh

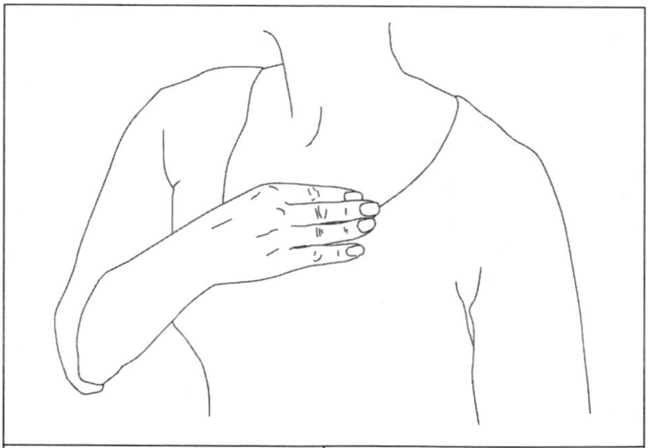

敲打點	縮寫
痛點（sore spot）	ss

更詳細的討論。

- 輕敲鼻子下方的穴位二十次（如下圖）。這是第二階段。
- 進行鎖骨呼吸法。

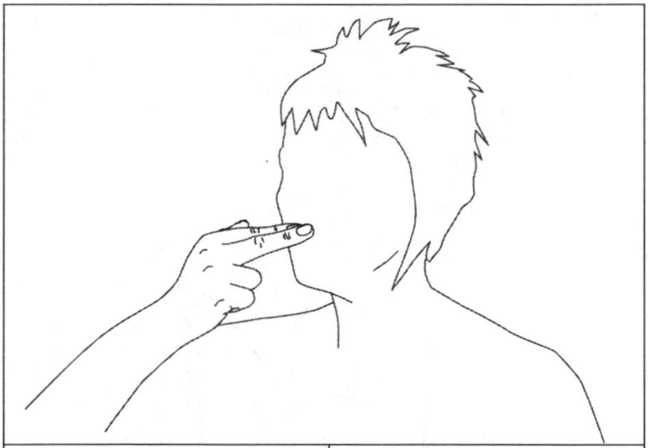

敲打點	縮寫
鼻下（under nose）	un

鎖骨呼吸法（Collarbone Breathing〔cb2〕）

如果說輕敲手掌的側邊（在思維場療法裡的縮寫是sh）來矯正心理逆轉，好比在電腦網頁點擊「更新此頁」，那麼鎖骨呼吸法就好比重新開機。

輕敲手掌側邊，應該從早到晚有規律地做，那麼對大多數人來說，鎖骨呼吸法，則應該早晚做。常年感到焦慮、有上癮症或強迫症的人，每天至少進行三次鎖骨呼吸法，對身心很有好處。這是把敲打經絡穴位和身體的自然極性結合在一起，來達到平衡的方法。這方法通常只用來當作治療的一部分，假如**序列法則**沒有作用，而主觀困擾程度指數又降不下來的話。

注意：手背和手心的極性不同；這就是手要握成拳頭，用指節來敲打某些穴位的緣故。隨時避免拇指或手肘碰觸到身體，這一點很重要，否則會造成「短路」。

1. 把一手的食指和中指指尖（正極）放在鎖骨上（拇指收入掌心）。

2. 用另一隻手持續輕敲這隻手背上的廣效點（gamut spot）（位於無名指和小指指節之間），一面輕敲一面進行以下的呼吸法：

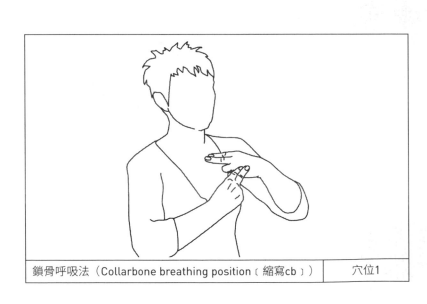

鎖骨呼吸法（Collarbone breathing position〔縮寫cb〕）	穴位1

- 深吸一口氣，屏息幾秒。
- 吐出一半的氣，屏息一下。
- 把氣吐盡，屏息一下。
- 吸半口氣，屏息一下。
- 把氣吐光。

3. 把兩手指移到另一邊鎖骨，重複這過程。
4. 接著手握成拳頭（拇指包入拳頭裡），把拳頭的指節（負極）放在鎖骨上，持續輕敲廣效點，同時重複上述的呼吸步驟（如下圖所示）。
5. 把拳頭移到另一邊的鎖骨，重複這些步驟。
6. 左右手交換，先用手指尖在每個鎖骨上重複敲打和進行同樣的呼吸，繼而再用拳頭的指節重複進行。

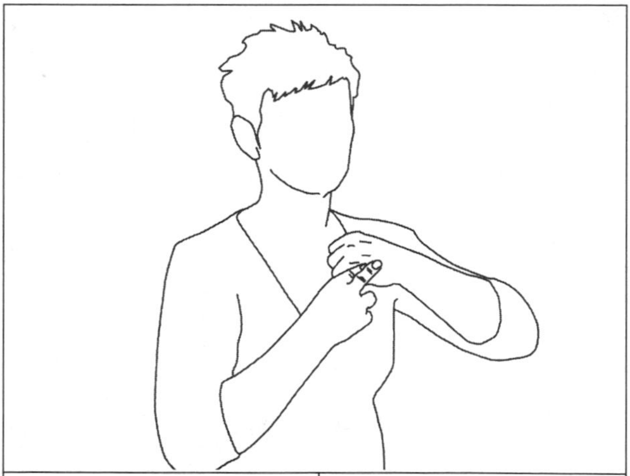

鎖骨呼吸法（縮寫cb）	穴位2

當你的左右手都在左右鎖骨上，分別以兩個部位（即手指尖和指節）進行敲打和呼吸的步驟後（如本頁上、下圖的動作示範），這個練習就完成了。

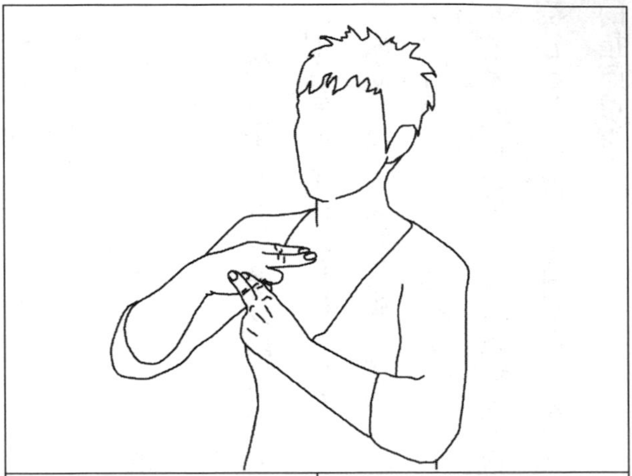

鎖骨呼吸法（縮寫cb）	穴位3

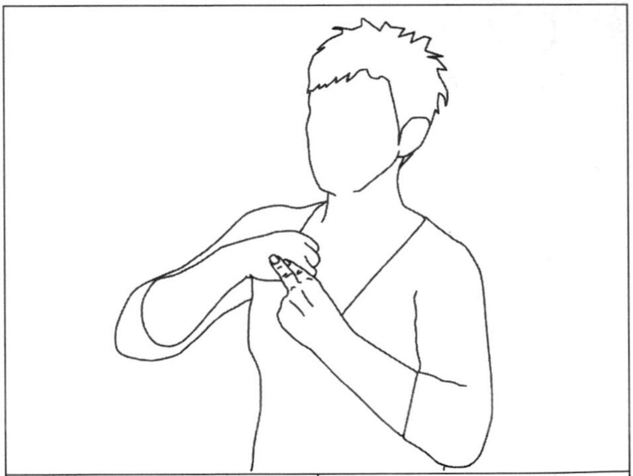

鎖骨呼吸法（縮寫cb）	穴位4

第二部

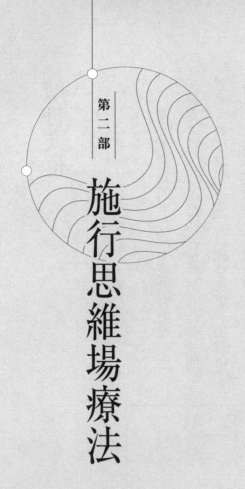

施行思維場療法

敲打穴位

接下來讓我們更詳細地認識思維場療法的特定穴位，以及這些穴位的分布及代表的意義，繼而再把這些認識統整起來，學習用簡單有效的方式來應用思維場療法。

重要提醒：你敲打身體的左側或右側都沒有關係。

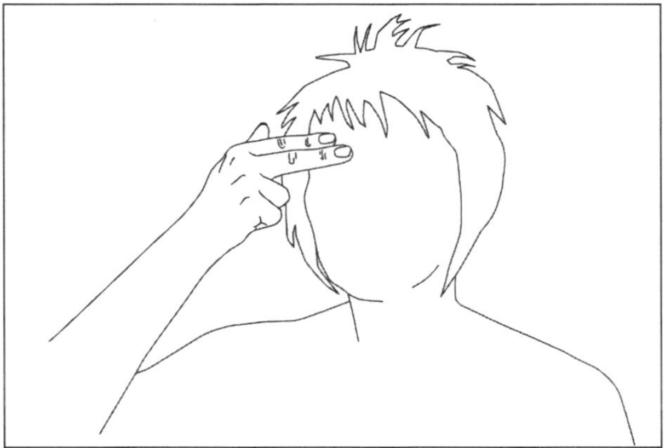

敲打點	縮寫	關聯
眉頭（eyebrow）——在淚管正上方。	eb	創傷

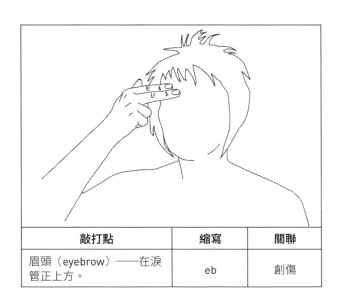

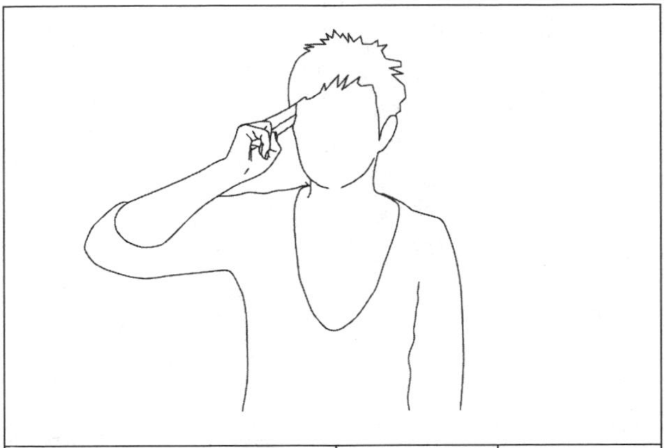

敲打點	縮寫	關聯
眼角（outside eye）——太陽穴。	oe	暴怒

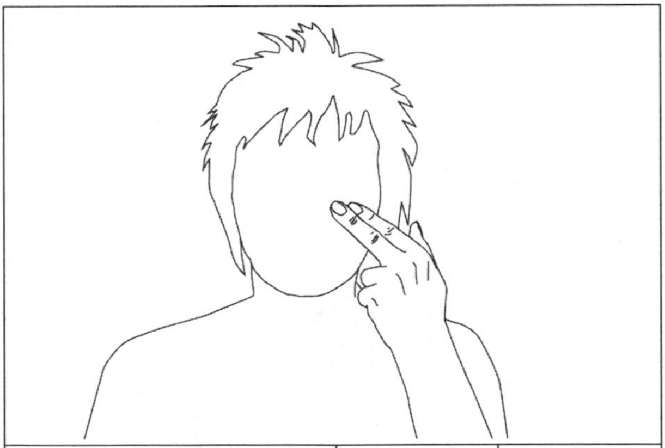

敲打點	縮寫	關聯
眼下（under eye）——眼球下方眼窩骨頭部分的中央。	e	焦慮／恐懼

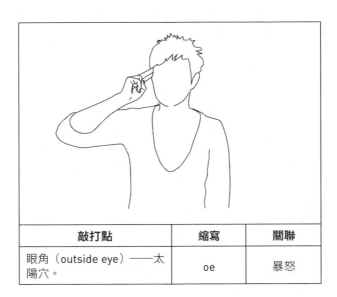

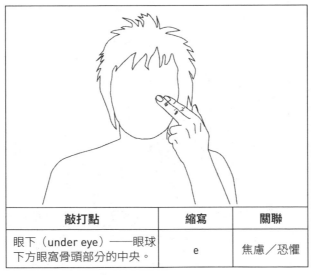

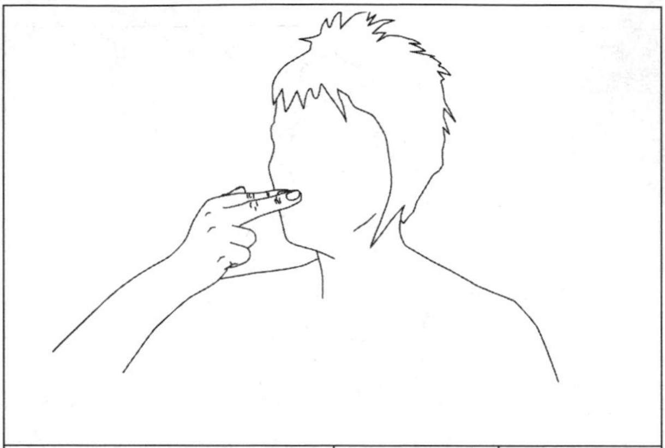

敲打點	縮寫	關聯
鼻下（under nose）——鼻子和嘴唇之間。	un	尷尬和心理逆轉階段2

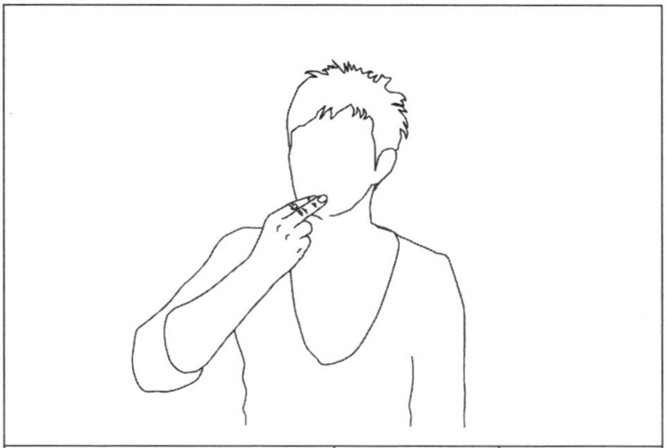

敲打點	縮寫	關聯
唇下（under lip）——嘴唇下方的顎骨上。	ul	羞恥

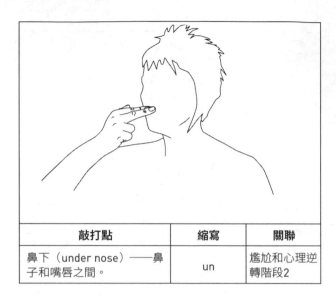

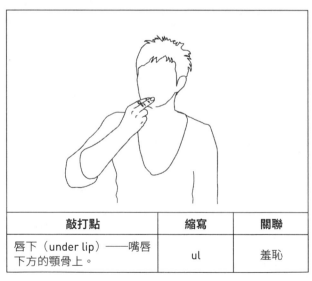

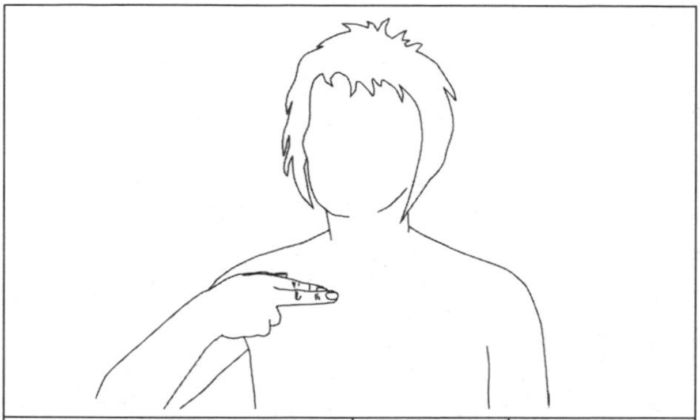

敲打點	縮寫	關聯
鎖骨點（collarbone）——喉嚨底部，找到骨頭的凹口，沿著骨頭從中點左移或右移約3公分，再往下移約3公分的地方。	c	某序列法則以及鎖骨呼吸法的停頓點。

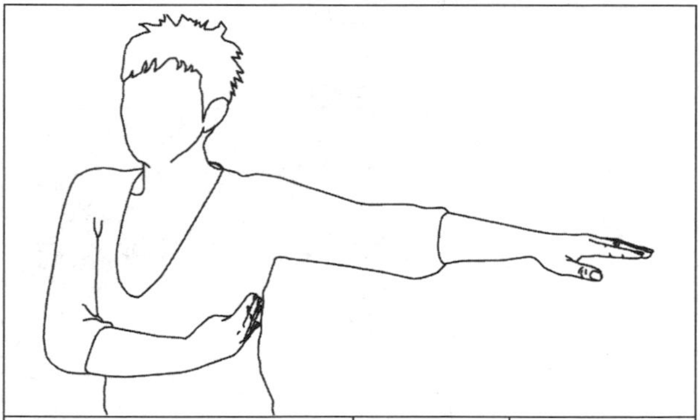

敲打點	縮寫	關聯
腋下（under arm）——腋窩下約10公分處，基本上在女性的胸腺上。	a	某序列法則（見第98頁）的啟動點。

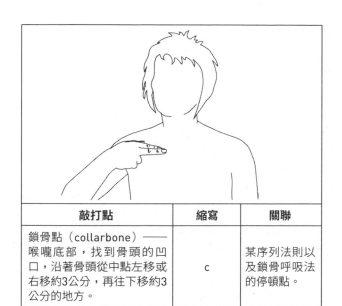

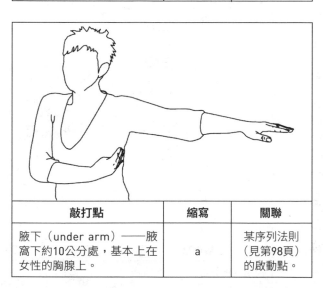

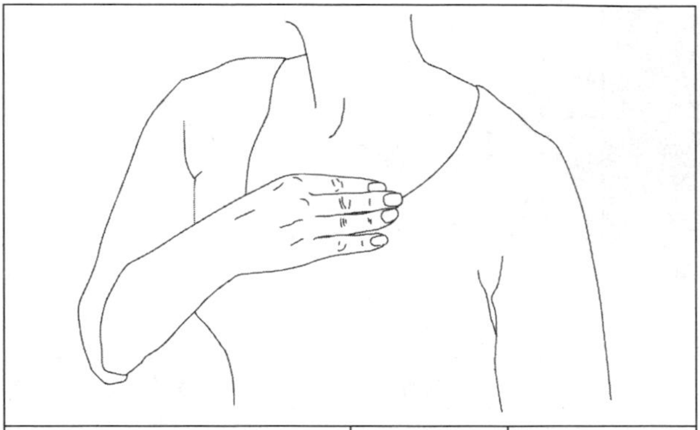

敲打點	縮寫	關聯
痛點（sore spot）——手指沿著左鎖骨下方（約3至8公分之間）按壓，在肩膀和胸口之間的中間（你也許沒有；沒有無妨）。	ss	淤積毒素或／和逆轉

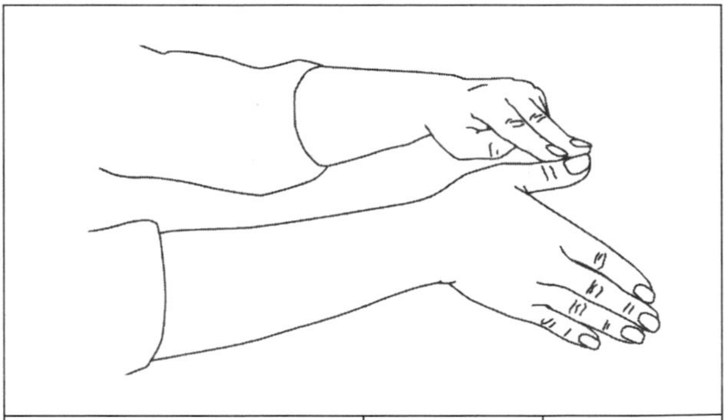

敲打點	縮寫	關聯
拇指（thumb）——靠近指甲的上側。	th	肺功能

重要叮嚀：手的姿勢要像與人握手似的把手指伸直，大拇指朝上。要敲打的所有指頭點，都在呈握手姿勢的手的上側。用哪一隻手來做都沒關係。

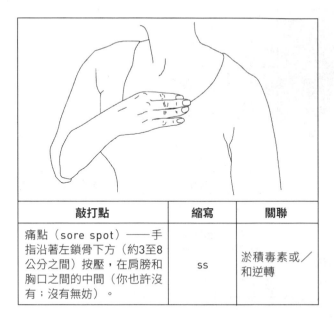

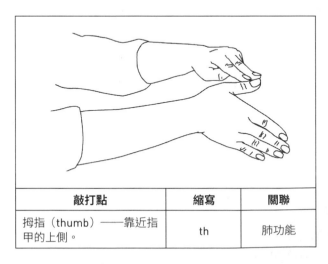

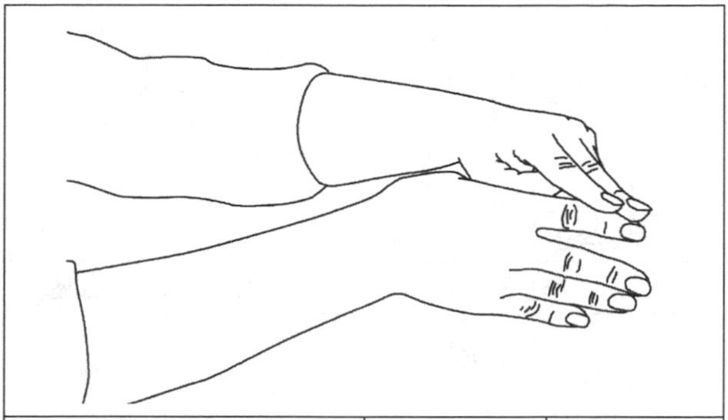

敲打點	縮寫	關聯
食指點（index finger）——靠近指甲的上側。	if	愧疚

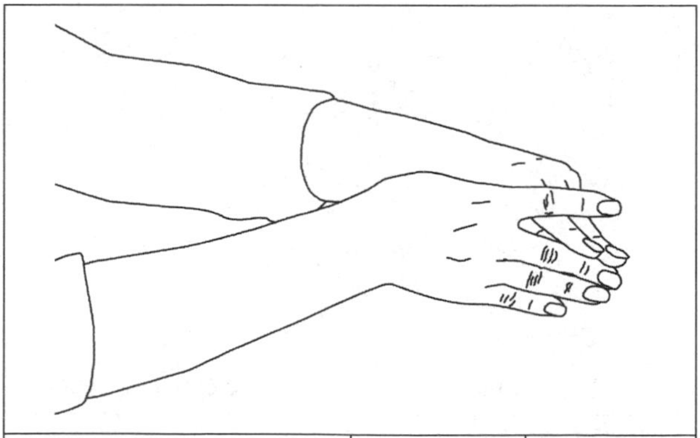

敲打點	縮寫	關聯
中指點（middle finger）——靠近指甲的上側。	mf	忌妒／羨慕

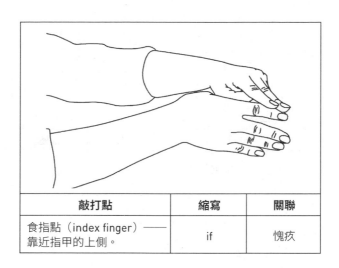

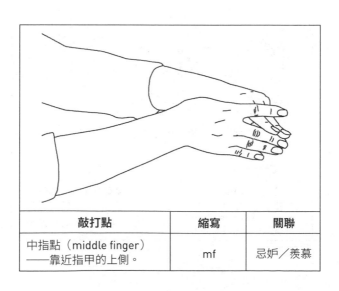

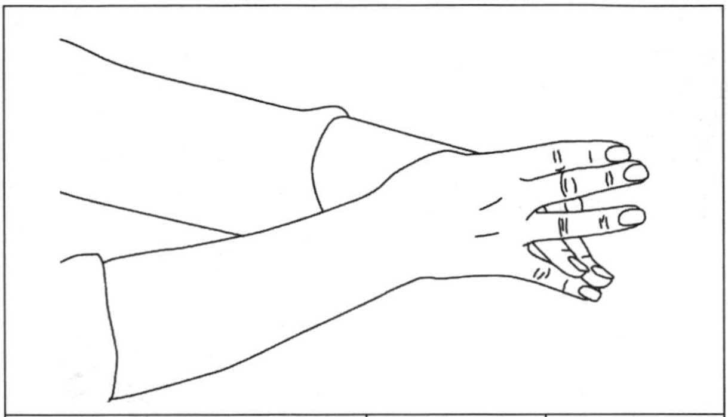

敲打點	縮寫	關聯
小指點（tiny finger）——靠近指甲的上側。	tf	氣憤

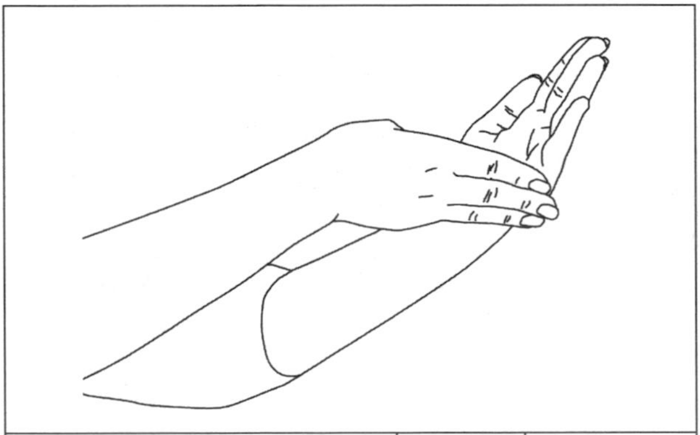

敲打點	縮寫	關聯
手掌的側邊（side of hand）——在空手道手刀的劈砍點上。	sh	心理逆轉

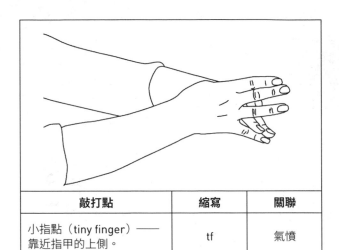

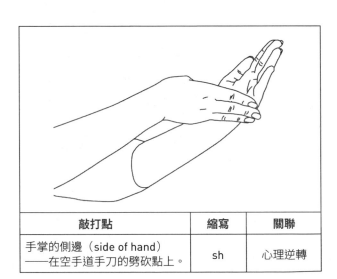

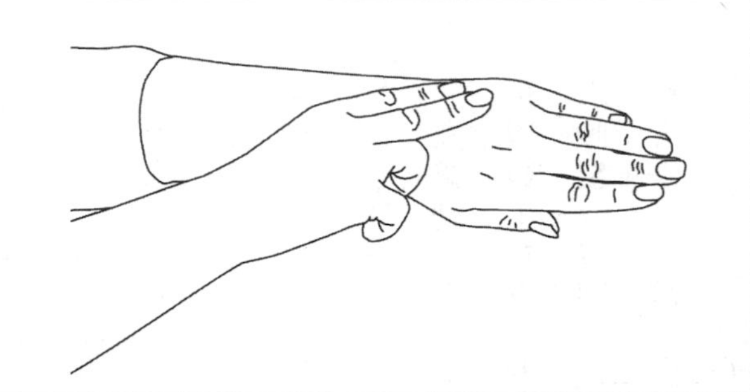

敲打點	縮寫	關聯
廣效點（gamut spot）——在手背上位於無名指和小指的指節之間。	g（比如9g或g50）	悲傷／痛苦

這些經絡穴位都是卡拉漢醫生對於有情緒困擾或其他心理困擾的病患的治療過程中，所辨識出來的重要穴位。思維場療法的效用就取決於敲打這些穴位的順序。這個方法的確既高明又簡單。

痛點嚴格來說並不是穴位，它也不會在你將要學到的敲打順序中出現。但是假如思維場療法不起作用時，你可以用它來疏通阻塞。痛點就位於淋巴系統和血液循環的交界處，出現痛的感覺就代表有毒素淤積，就會阻斷治療。如果你進行痛點檢查卻沒有發現痛點，就不需在治療的每個階段進行檢查。若有發覺痛點，那麼輕輕揉按一會兒，直到痛的感覺消失。

上列的最後一個穴位是先前提過的**廣效**點。這個點是每次治療都會用到的次序列

（9g）的基礎，目的是在持續敲打廣效點之際，使用動作和語言這兩個需要左腦和右腦同時運作的功能。把所有解說讀一遍，切實試試9g，你就會愈做愈順手。因爲每次治療都會用到它，把它記熟很有幫助。它被簡稱爲9g，因爲有九個步驟。

在你持續敲打廣效點的同時：

1. 閉上眼睛（閉很久）。
2. 張開眼睛。
3. 頭保持不動，只轉動眼球，轉到右下方再回到中央。
4. 把眼球轉到左下方再回到中央。
5. 把眼球轉到下方，就像看著時鐘上的六點鐘刻度，接著眼球以順時針或逆時針方向轉動一圈，彷彿把每個鐘點看過一遍，最後回到六點鐘刻度。
6. 以與上述相反的方向，再把眼球轉動一圈。
7. 哼出一段曲子（譬如一段音階或「生日快樂歌」）。
8. 大聲從一數到五。
9. 再哼出一段曲子（哼調子時的震動很重要；確認你是哼曲子，而不是用唱的）。

還有另一道程序是每次成功治療的最後步驟，假設主觀困擾程度指數已降到二或一的情況下。這個程序稱爲**眼球轉動**。你可以把這道程序想成你在電腦上點擊「儲存」鍵。

眼球轉動

試試以下的步驟：頭擺正不動，眼睛向下直視胸口，然後再慢慢以直線方式朝上看向眉毛，或盡可能往上看，與此同時，持續敲打廣效點。這過程應該緩慢進行，大約持續十秒。

標準程序

不管你使用哪個序列或法則，有個特定的程序要遵守：

1. **指出問題**。
2. **調諧進入思維場**。
3. **測量主觀困擾程度指數（1到10）**。
4. **選擇正確的法則**。

5. 展開序列／法則，平穩地敲打每個穴位至少十五次，不要太用力。
6. 測量主觀困擾程度指數；如果下降兩分或降更多，進入下個階段（7）；如果沒有，細讀矯正療法（下一章會談到）。
7. 進行九步廣效序列（9g）。
8. 重複序列／法則。
9. 測量主觀困擾程度指數。如果降到二或一，就進行眼球轉動；假使仍高於二，請重複以上程序（步驟1到9）。

假使做完第一次序列，主觀困擾程度指數沒有改變，原因很可能是下列四個之一：

1. 你沒有進入思維場。
2. 你用了錯誤的法則（序列）。
3. 你有心理逆轉的情況。
4. 有毒素淤積（在後續章節將有更多說明）。

矯正療法

假設你調諧進入一個思維場，也爲你的特定問題選擇了正確的序列，還可以用以下的方式不時清除任何心理逆轉：

- **敲打手掌側邊的空手道手刀的劈砍點（sh）**。
- **揉按痛點（ss）**——如果有的話。
- **敲打鼻下（un）**。

光是這個過程就可以降低主觀困擾程度指數，倘若沒有，重複進行對治特定問題的敲打序列。如果主觀困擾程度指數開始下降1分以上，請持續第95頁（眼球轉動）的程序，從步驟7開始。

假使重複眼球轉動的步驟還是無法讓指數下降，清除逆轉之後，進行第81頁的鎖骨呼吸法，同時依然留在思維場中，然後再重頭來一遍。假使這樣做之後，主觀困擾程度指數降不下來，那麼就沒有必要再重複這個程序，因爲有其他的東西阻塞了治療。

請記住，有七成至八成的案例顯示，如果你正確依循上述程序，將獲得良好成果。其他因素阻塞治療的案例，只佔極少數。

現在你讀完了基本程序，也該著手試試看了。接下來的幾章將討論到特定的問題和情況，但眼下，想著會讓你感到焦慮的某件事，讓我們體驗基本層次的思維場療法。全神貫注於那件事上，進入它喚起的思維中。如果是令你害怕或恐懼的事，想像你正處在那情境裡。花幾分鐘想像一下，測量主觀困擾程度指數並寫下來。

接著一面想著那個問題，一面按照以下序列敲打穴位：

- **眼下**（e）
- **腋下**（a）
- **鎖骨**（c）

再測量主觀困擾程度指數，如果降低2分或降更多，就進行下一階段。如果沒有，請敲打手掌側邊（sh），檢查痛點（ss），然後輕敲鼻下（un），接著再重複上述的順序。倘若主觀困擾程度指數依舊沒有降低2分或以上，請一面想著那焦慮、一面進行鎖骨呼吸法。

- **重複上述的序列。**
- **敲打廣效九步。**
- **測量主觀困擾程度指數。**

一般而言，你會經驗到負面情緒的強度減弱。你只要重複這整套循環，直到指數降到二或一，然後再做眼球轉動。

如同前面章節提到的，有些案例的問題層層疊疊糾結複雜。就目前來說，你只管練習這基本技巧，習慣這些規定，進行敲打廣效九步和眼球轉動，讓自己熟悉這些程序。你也需要練習第81頁的鎖骨呼吸法。這代表現在就把書放下，開始做鎖骨呼吸法和廣效九步！

歡迎回來

現在你有機會體驗思維場療法的歷程，你會逐漸體會到它的優雅與簡單。它甚至簡單到個案的問題消除了之後，他們往往不認為是敲打穴位這麼簡單的過程的功勞。糾纏多年的問題怎麼會在幾分鐘之內消失？於是個案認定自己不記得那恐懼，是因為「敲打穴位讓我分心」。這現象被稱為「頂點問題」（apex），簡單的說，就是個案不把問題的消除歸功於思維場療法。

↙蒂娜的故事

某天下午我在家裡處理行政事務時，接到一位苦惱萬分的二十一歲年輕女子的求助電話。我原本預定空出一整天時間處理行政事務，但她非常心煩意亂，因此，我為她安排當天下午的一次緊急會晤。她幾乎一天二十四小時被莫名的焦慮折磨著。她抵達時淚眼婆娑，身體狀況也很糟，不停顫抖搖晃。我問她希望從這次會面獲得什麼（儘管答案很明顯，不過讓個案集中注意力在他們想達到的目標這一點很重要，這樣有助於治療）。她說希望對未來不再感到焦慮以及別再喝那麼多酒。我問她幾個問題，從「妳遇過最糟糕的事情是什麼？」開始，她立即想起與母親和哥哥之間的一起創傷事件，最終導致彼此決裂。這類的事情通常牽涉很多層面，我們花了九十分鐘一一處理。在這之後，她再也想不起焦慮的感覺，即便我要她試著回想那些負面情緒，她也沒辦法。離開之際，她預約了隔週的另一次會談，我認為既然她的負面消極的情緒消失了，進行一些神經語言學以及也許包括催眠，可以讓她對未來有更正面的展望。第二次會談，她沒有現身。我打電話給她，想知道她是否有事耽擱了，但她告訴我，「我不認為思維場療法對我有效，上次回家的路上，我把自己痛罵一頓，罵完之後我感覺好多了。從那以後，我幾乎滴酒不沾。」她完全忘記了她痛罵自己七年卻毫無效果，只是每下愈況罷了。

這是頂點問題的一個經典例子。身為治療者，有時不免感到氣餒灰心。不過，由於我基本上是因為喜歡幫助人，才從事這份工作，既然她的問題解決了，我也就達標了。個案能把功勞歸於治療，對我來說是錦上添花。

思維場療法與醫療專業

慶幸的是，現今許多家醫科醫生、會診醫生等其他醫療專業人員體認到把輔助療法融入傳統醫療的重要。可惜也有很多臨床醫生認爲這類療法缺乏學術佐證或研究而不予考慮。坊間有一些怪誕的理論存在，這也是事實，但重要的是我們不能因小失大。卡拉漢醫生（目前依舊在學術領域貢獻心力）致力於讓他的發現獲得醫界認可和信譽。不論如何，好消息是，有愈來愈多醫療執業人員承認而且推薦無須藥物的心理療法，其中思維場療法的成功率是最高的。

馬克．錢伯斯（Mark Chambers）醫生就是這些有遠見又開明的執業者之一，他從醫二十七年來，積極參與培訓家醫科醫師。錢伯斯醫生也受過思維場療法的訓練，目前經常在看診時把這套療法運用到病患身上。我有幸在許多場合與錢伯斯一同合作，我請他從身爲家醫科醫師的角度，親口與讀者直接分享他的想法：

思維場療法在家醫科的運用

我當家醫科醫生已經二十七年。這是一個具挑戰性又有啟發性的工作，我深愛這份工作。現代生活的複雜性讓家醫科診間出現形形色色的問題，這些問題遠遠超出了傳統醫療的範疇。在最近的一次調查，某位家醫科醫師被問及日常工作內容，他答道：「隨時隨地為任何人做任何事。」家醫科醫師享有的許多特權之一是，透過嚴密醫療處治病情後，醫生可以選擇要幫助病患到哪個程度。

現代西方醫療已經發展出很多效用絕佳的療法，不過一個世代之前，可用的療法仍寥寥可數。製藥工業持續斥資研發，新藥物不斷出現，使得醫療專家在對治疾病時有更寬廣的選擇。手術科技與技術方面也呈現同樣的進步。精神藥物方面也同步發展，新的治療取向和技術不斷被研發和施展。

儘管有這些進步，人們的問題仍有一些面向是傳統醫療力有未逮的。所幸在互補療法的許多領域中也出現革新氣象。

這些進展通常是受過傳統訓練的醫生和治療師所帶領，每當他們想有效地協助病患的特定問題時，傳統訓練的侷限總讓他們感到挫敗。於是很多治療的新路線興起，證實新工具的效用卓越。思維場療法就是其一。

我第一次接觸到思維場療法是在好幾年前，當時我擔任家醫科培訓醫師，參加進階溝通技巧研習以增進個人成長，並在研習會上聽到相關介紹。思維場療法的簡單明瞭，它的某些介入方式簡易快速有效，立時令我印象深刻。思維場療法的這些特質格外適用於家醫科的一般診察時段。

在家醫科診療中，就跟大部分的現代生活一樣，時間是稀有資源。我們花在每一位病患的看診時間平均是十分鐘。在這十分鐘內，研究顯示平均會有三個問題冒出來，需要醫生花心思處理。我們所受的傳統訓練讓我們具備一些技能，以便處治在診察過程中出現的任何事，儘管有效處治的能耐會因為所面臨的情況而不同。家醫科醫師基本上是英國國民健保署（British National Health Service）醫療服務的守門員。民眾身體出狀況通常先到家醫科求診；每二十個狀況當中，有十九個是在家醫科門診處理的。而另外的二十分之一則會轉診到其他醫療院所進一步處置。

大多數時候這個體系都運作良好，但偶爾也會遇到病情停滯，進一步轉診又不可行的情形。有時是必要的醫療不可得，或者等待的時間很長。有時是病患不願意轉診。在這種情況下家醫科醫師若有一些額外的資源可提供，是非常有幫助的。同樣的，很多病患也會擔心西方傳統療法的安全性這類問題，或者對於某些藥物的研發與製造持保留態度。這些病患通常會對輔助性的另類療法感興趣，往往會尋求認同他們觀點的家醫科醫師。

思維場療法就很適合介入來填補這些空隙。思維場療法不僅處理心理和情緒的問題，也可以應用在身體疾病的許多層面，達到很好的效果。它的優點是迅速起作用，很適合在十分鐘的診察時間內派上用場。大部分問題都可以用思維場療法的簡單技巧來治療，這些技巧簡單明瞭又很容易學，練習幾次就可以上手。我經常使用一些簡易的思維場療法作為介入治療來處理焦慮、恐懼症、減重、戒菸、強迫行為和注意力缺失症等，諸如此類。

所有問題都有情緒和心理層面的因素，這些都可以運用思維場療法來立即處理。其他的重大好處還包括它沒有副作用，而就這一點來說，傳統醫療令人不敢恭維。另一個重要因素是，病患本身不需要抱持什麼信念或信仰，這些技巧就能奏效。當病患注意到他們的問題大幅改善或解決，他們往往感到吃驚與不解，會試圖找其他說法來解釋自己為何好轉，因為他們不敢相信就這麼按順序敲打幾下，長年來讓自己吃足苦頭的問題就治好了。

思維場療法也處理心理逆轉的問題。這個現象在傳統醫療未提及，但它往往是其他療法之所以失敗的絆腳石。思維場療法指出了心理逆轉並徹底有效地消除它，突破先前只會令人挫敗的癥結點，取得進展。

病患經常會察覺到飲食成分和環境因素對健康的影響。這些人顯然很脆弱，且一旦排除了真正的過敏疾病，傳統醫療就幫不上忙了。然而運用思維場療法可以準確地指出這些環境毒素，並且加以根除。

思維場療法簡直是醫生的錦囊法寶。它既安全又很容易學，更重要的是，做法很簡單。我發現，我愈常在病患身上運用思維場療法，它能發揮助益的領域就愈多。有意運用思維場療法的醫生需要的只是開闊的心胸：要有大吃一驚的心理準備。對治眼前的問題，通常簡單又快捷，病患在接受思維場療法之後，常常注意到生活中的各種問題具有新的意義，生活中各領域出現新前景與道路，顯然和最初尋求建議的問題無關。我發現用剝洋蔥來比喻非常恰當。眼前的問題是洋蔥最外層，一旦它被剝開，就會露出下一層。這一層也許正是關鍵所在，如此任務便達成，或者它本身需要一些處置介入。當病患情況有進展，也就是往健康更靠近一步。

引用《與成功有約：高效能人士的七個習慣》（*Seven Habits of Highly Successful People*）的作者史蒂芬・柯維（Stephen Tovey）的話來說，「一開始就清楚知道目標何在」非常重要，一旦和病患討論出某個目標或一系列目標並且達成共識，接下來需要的是非常敏銳而精確的校準技巧，因此必須經常核對，確認進展的方向正確，或進行必要的調整。這種協商和校準的技巧是家醫科醫師所需的重要技巧，如果搭配思維場療法，可迅速獲得絕佳效果。

民眾請求我進行思維場療法時，我會秉持幾個簡單的原則。這些是我行醫本業的處治原則的延伸，不論介入方式是否為傳統醫療法，都是如此。

首先，病患不能抱持要以TFT來取代傳統醫療的態度前來求助，如果他們正在面臨的問題會因為不必要的延誤醫治而迅速惡化。身為家醫科醫師，我必須秉持這個立場來協助病患做決定。

其次，病患必須是自願前來。假如病患是被其他人強拉來的，不管基於什麼理由，結果很可能是令人失望的。

第三，病患要對結果負責。我會教導病患一些需要固定練習的步驟，這是思維場療法的一環。這些練習的步驟可以強化已經出現的進展，對於達成想要的結果具關鍵作用。

最後，來談談發明思維場療法的大師卡拉漢醫生，儘管已經九十好幾，他仍舊持續為自己發明的技巧研發新的應用。卡拉漢醫生有句名言，他說，凡是宣稱自己的療法可以達到百分之百成功率的治療師，治療的病患都不夠多。思維場療法快捷有效，往往能夠達到其他取向的療法達不到的功效。就任何特定問題，一般而言需要看診一至兩次。運用思維場療法搭配其他形式的處治介入，也相得益彰。它不會造成不良後果，而且經常在看似什麼都不管用的情況下迅速產生療效。

——馬克．錢伯斯醫生

你有多少毒性？

在這本書裡，我前前後後多次提到「毒素」。我所謂的毒素，指的是個人能量的毒素（Individual Energy Toxins, IETs），它和我們傳統上理解的，通常意指對人體有害的物質，譬如砒霜、鉛或水銀等的「毒素」一詞大爲不同。個人能量的毒素表面上可能是保健物質，譬如蔓越莓汁，但它對某些人來說卻是「有毒的」。個人能量的毒素不僅會阻塞思維場療法，也會對整體的健康帶來毀滅性影響。

你的身或心或兩者的運作很可能不是處在理想狀態，你甚至渾然不覺。假如你的潛能始終只發揮了百分之五十，你會認爲這「已經是最好的狀況了」，因爲你沒體驗過更好的狀態。本章將增進你的「活力」，使你煥然一新。

你可能會對你吃下肚的東西、抹在身上的藥劑或乳液、吸入的物質，譬如香水或空氣清新劑起反應，這些物質就像能量的吸血鬼：它們實際上會耗盡你情緒上和身體上的能量。這就是個人能量毒素的威力。由於你對這些一無所悉，它們在你不知不覺中無聲無息地活動，直到有一天你發覺到自己沒有他人擁有的活力，或者你曾經有過的活力。

個人能量毒素所導致的一再出現的症狀如下——其順序沒有特定規則：

- **心神不安／抑鬱**
- **大便黏稠**
- **持續焦慮**
- **失眠**
- **易怒**
- **注意力不集中／不能專注**
- **記憶力差**
- **渴望**
- **皮膚發紅或發癢**
- **飯後疲勞**
- **排便不規律，便秘或腹瀉**

- 莫名的或擴大的發癢和疼痛
- 水腫
- 放大的情緒／動輒流淚
- 壓力
- 經常莫名的頭痛

其他不勝枚舉……

你也許對「過敏原」一詞很熟悉，它指的是會讓你起過敏反應的任何物質。過敏反應有兩種形式：

1. 急性過敏原（免疫球蛋白抗體E抗體）反應——這是立即、而且往往很極端的反應。個體吃下有害物質後，身體迅速釋放組織胺和其他化學物質，通常在幾秒之內或者也許長達兩小時後，感受到嚴重影響生活的生理反應；這可能引發一些症狀，譬如慢性出疹、咳嗽和氣喘，或過敏性休克（anaphylaxis），若出現過敏性休克，嘴唇和喉嚨會腫脹，可能因為呼吸困難導致死亡。所幸這些反應都非常罕見。

2. 慢性過敏原（免疫球蛋白抗體G抗體）反應——這是對特定的過敏原生產過多的抗體所導致的一種延遲反應，抗體會附著於過敏原並進入血液中。這會對免疫系統形成挑戰，並引發許多症狀，本質上跟對個人能量毒素的反應很相似。犯偏頭痛的人若吃進個人能量毒素，通常會在長達四十八小時之後感受到偏頭痛的症狀。

這兩種反應都可以用簡單的驗血來檢測。這兩者與個人能量毒素的差別在於，舉例來說，你沒辦法透過驗血來測量對香水的反應。你所吸收的個人能量毒素也無法顯現在驗血結果上，因為這些毒素影響的是身體的「能量」層次，而不是可測量的生理層面。

所幸對大多數人來說，個人能量毒素可以用第73頁描述的同一套應用人體運動學來檢測。這是因為我們要找出哪種物質會影響身體能量，而使用肌肉測試可以明顯地看出來。

假使你為長年的焦慮、強迫症或其他任何情緒問題所苦，你很可能經常在攝取一種或多種個人能量毒素，不管是吃下肚或吸入。找出這些毒素，把它們從你的飲食／生活型態裡清除，會讓你的生活徹底解放與轉變。

毒素桶

就如同我們先前談到的情緒桶的概念，你同樣也有個毒素桶。我們的確天天暴露在個人能量毒素中：當我們走在街上，吸入汽車排放的廢氣，這些廢氣對所有人來說都是能量毒素，也就是公認的毒素，我們有個過濾系統來因應程度小的毒性。當你不知不覺吸入個人能量毒素，說不定是天天吸入，問題就出現了。其影響可能極具破壞性。

如何檢測毒素？

遺憾的是，當我們檢視自己所吃下的毒素時會發現，造成問題的通常是我們最喜歡的食物。假如你長期為某情緒問題苦惱，譬如焦慮或強迫症，那麼花一星期時間記錄每天吃的食物，並且留意什麼時候感覺最沒有活力，以及感覺最焦慮。然後檢視你吃的食物，看看有什麼模式出現。

首先要確認的是，是不是你吃的特定食物所致。舉例來說，如果你早餐吃全麥穀片，午餐吃圓麵包，下午茶吃義大利麵，那麼你的飲食裡小麥的占比就過高！我內在有個「營養師」把關，當我攝取特定食物的量到了某個程度，我的身體會對它說「夠了」。你無法忍受它，只因為吃了太多，也排斥它好一陣子了。你身體也許受夠了個人能量毒素，也許不會，但你吃進肚的最大量食物，是你著手檢測的最佳切入點。所幸，如果你發現自己大量食用的某樣食物的確是個人能量毒素，趕緊把它從飲食中剔除。由於你天天吃，結果天天感覺很糟，剔除它之後，你會覺得自己脫胎換骨，更有活力。

以下是進行手臂測試的做法以及可用語詞的提示。此處我用「小麥」當例子，你當然可以用你想測試的任何食物。

1. **校準並檢查有無心理逆轉。當你掌心朝下感到手臂強壯，掌心朝上感到手臂虛弱時，就可以繼續進行。如果你**

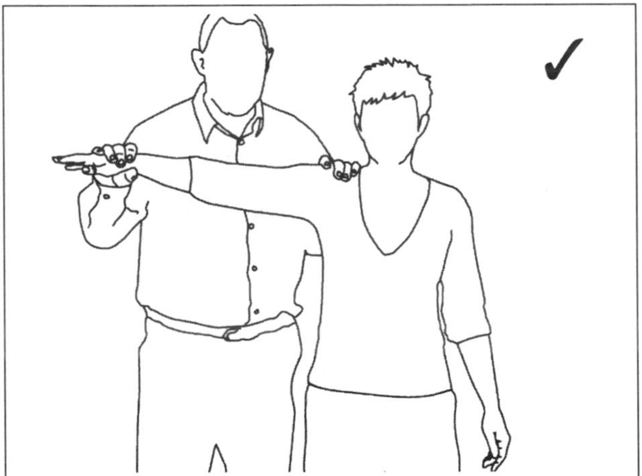

手臂測試	強壯手臂

偵測到心理逆轉，那麼你跟輔助你的人雙方都必須矯正心理逆轉（見第79頁）。

2. 找出有待測試的食物，在腦裡清楚地「想著」它。如果你把它握在手裡會更好，手握著它並移到胸口。

3. 當你的同伴幫你進行手臂測試時，你口中說著「小麥」。

● 假如手臂依然強壯，則進行下一步驟（4）；如果手臂變得虛弱，那麼小麥對你來說就具有毒性，應該把它從飲食裡剔除。

4. 當你的同伴幫你進行手臂測試時，你說出「小麥，我想變得健康」

● 如果手臂依然強壯，則進行下一步驟（5）；如果手臂變得虛弱，那麼小麥對

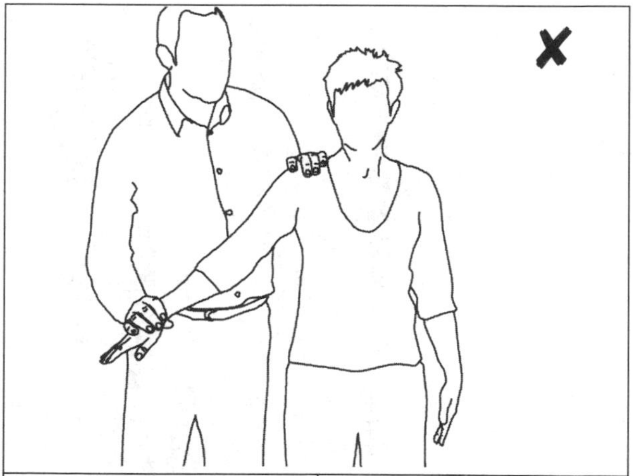

手臂測試 | 虛弱手臂

你來說就具有毒性，應該把它從飲食中剔除。

5. 說「小麥，我想要生病」：

- **如果手臂此時變虛弱，而先前進行兩個陳述時手臂是強壯的，那麼小麥對你就是沒有毒性。**
- **如果手臂強壯而你又有心理逆轉；利用以下的矯正法清除心理逆轉：**
- **敲打手掌側邊（sh）—檢查是否有痛點（ss），如果有的話輕輕揉按它—敲打鼻下（un）。**

6. 從頭再重複一遍。你很可能證實某個食物對你來說具有毒性。

注意：假使手臂應該強壯時，你感到沒力，這很可能是你的輔助者有心理逆轉，因此你們雙方都要經常矯正心理逆轉。

如果某類食物具有毒性怎麼辦？

那一類食物就必須從你的飲食中徹底剔除，最好是永久剔除。倘若你檢查出某個會引發免疫球蛋白抗體G抗體（慢性過敏反應）的物質，你可以在三至四個月後，少量地開始吃那一類食物，但你絕不能回到以前食用的量。這種情況很罕見。不論如何，徹底停止食用那一類食物三到四個月，然後再重新測試一遍。

如果你測不到明確的手臂測試結果，或者沒有人幫你測試怎麼辦？

儘管手臂測試對大多數人都管用，偶爾還是有些人難以進行手臂測試，如此一來，測試的結果不盡可靠或者不容易解讀。遇到這種情況，思維場療法中的語音科技是最好的選擇。你應該只找有註冊的語音科技治療師[5]。你的語音會被分析，當你說出某食物或其他物質，語音科技治療師將能夠測量你對某項東西的抗拒或其他反應等，給你立即又準確的結果。

5 編註：許多學習TFT的圈內人後來都知道，卡拉漢的「語音科技」，是一種形式的能量測試。而嫻熟TFT的治療師，可透過肌肉測試進行毒素測試，達到如語音科技帶來的效果。

毒素與思維場療法

如同我先前提過幾次的，如果確切地根據本書描述的正確方法來進行，思維場療法的成功率達百分之七十至八十。如果你屬於不起作用的少數人，你可以尋求思維場療法診斷治療師（TFT-Dx）的協助，或者假如情況更複雜，可以尋求語音科技治療師協助。

如果治療不起作用，你應該先做幾件事：

- **檢查你是否進入思維場。**
- **檢查你是否用對法則或序列，而且按照正確的程序。**
- **用矯正法檢查並清除心理逆轉，需要的話納入鎖骨呼吸法。**
- **檢查是否有毒素。**

一但找到毒素，務必要把它從你的身體去除。一般而言，去除毒素的方法屬於進階的思維場療法，不在本書討論的範圍，不過有一種療法可以在第一時間幫助你：

1. **敲打食指二十幾下，再敲打手掌側邊二十幾下。**

2. 進行鎖骨呼吸法，同時想著那個物質。

重複最先的治療程序。

假如這兩個步驟不起作用，那麼就沒有必要繼續下去，因爲這樣只會帶來挫敗。你需要至少一星期的時間來消除毒素，以及每天進行鎖骨呼吸法至少兩次，並經常敲打手掌側邊（sh），然後再進行一次療程。如果你有七天都沒有處在心理逆轉中，你的身體漸漸自然而然地清除毒素，治療就很有可能會成功。

↙瓊安的故事

不久前，康瓦爾郡一位可愛女子打電話給我，說想要治療時時刻刻糾纏她的焦慮。她不方便到我位於倫敦或萊斯特的診所，所以我透過電話對她進行一些處理，最後把她轉介給奎格利進行語音科技分析。她進行了兩次會談，奎格利幫她清除了一些過往的問題和創傷，也找出不少的毒素，大體上是小麥。

之後我跟瓊安聊聊以了解情況，發現她失望極了，因為她沒體驗到預期中的思維場療法的神奇療效，推薦她尋求這療法的朋友確實感受過那神效。她不願意停止吃小麥產品，不了解小麥產品為何會影響她的情緒。事實上她火冒三丈！

六個月後，我接到她發的一封可愛的電子郵件，說她有一天大夢初醒，赫然發現過去幾天壓根兒沒感覺到焦慮。焦慮消失無蹤。看來她事後決定，完全不吃小麥的方法值得一試。結果不到兩星期，她開始愈來愈有活力，三個月後，焦慮一掃而空。之後她謹慎地偶爾吃一點小麥，焦慮感並沒有復發。她的生活完全改觀。她希望的神奇治療化為真實，只是比預期的稍微晚到！

就像前面提到的，思維場療法的語音科技是一種高度專業的治療。序列法則層次的執業者通常會把病情複雜的個案轉介給語音科技專家，奎格利就是備受推崇又技術高超的語音科技專家之一，他每天跟瓊安這類的個案合作。標準的思維場療法不起作用的原因，往往是因為個人能量毒素作祟，我請奎格利與讀者分享他對毒素的想法，如下：

「能量毒素會影響心理、生理和整體健康，這項發現促使我徹底檢視治療個案的方式以及事物的先後順序，還有我看待一切事物、看待自身與周遭的觀點。

我的很多個案了解到毒素對他們本身直接造成的負面影響後，都看見了自己在情緒感受上的劇烈轉變；把那些毒素從飲食和環境中剔除後，他們都能在情緒和生理上恢復健康。

我個人的心得是，毒素影響著生活的很多面向；身爲語音科技專員，我的個案當中有百分之十至十五對傳統的思維場療法或其他形式的療法不起反應，這幾乎總是因爲他們有個超大或裝滿、甚或滿到外溢的『毒素桶』。常見的情況是，一旦我診斷出毒素並把它清除之後，思維場療法就可以有效地進行，而且成果立時可見。

我治療很多長期有情緒困擾或是同時有生理問題的病患，譬如慢性疲勞症候群、多發性硬化症、憂鬱症、注意力不足過動症，甚至癌症和其他致命疾病。透過診斷並清除毒素，病患脫離了心理逆轉狀態，身體會執行它內建的自然療癒功能。毒素讓我們困在負面的心理逆轉狀態，不僅把情緒困擾放大，譬如說把正常的小煩惱轉爲全面的恐慌發作，它也嚴重地妨礙生理的自然療癒歷程。找出並去除毒素的好處，包括身體活力提升至全新層次、消除了日常的疲憊和午後打瞌睡；還可免於過多的情緒宣洩或不正常地放大焦慮、不可理喻的情感爆發以及各種程度的抑鬱，像是注意力不足過動症和注意力缺失症。關節炎和其他疼痛也會消失不見。

我這輩子經常有莫名的睏倦感，尤其是飯後，以前我總是歸結爲血糖值不穩定的緣故。然而在清除毒素之後，我感到活力倍增，也不再有脹氣和胃痛，困擾我一輩子的閱讀障礙也消失了。我簡直脫胎換骨，現在我一早醒來就活力充沛，而且可以維持一整天。語音科技不是一種療法，而是一種診斷方法和治療工具，它的價值無法衡量，它能夠讓病患了解並達到他們最理想的狀態，在身心方面都是。我們在判斷思維場療法的功效時，嚴肅地考量毒素及其相關的摧殘作用是重要的關鍵，假如診斷出毒素爲何，一定要相應地在生活型態上做出調整。」

——尚恩・奎格利，思維場療法語音科技專家

序列法則表：幫助自己找回健康的序列

下列的表格呈現卡拉漢醫生所創立的法則，也是序列法則層次的基本訓練的課程內容。你會發現，特別是在談到治療特定問題的後面章節裡，基於我對於各經絡穴位主司的情緒以及正確診斷順序的了解，我額外添加了一些自創的序列，也許是在與個案仔細談話並誘發出涉及「某問題」的情緒之後，或者使用進階思維場療法的傳統診斷法之後。不過，爲了清楚說明以避免混淆，那些額外的法則**沒有列入**這一章的表格裡。

如何使用下列的表格

第一欄列的是「問題」或情緒；第二欄列的是法則的編號。如果你記住法則的代號而不是整個序列，會比較容易理解。第三欄列的是敲打的順序（法則本身）。

如同標準程序顯示的，所有的法則都要先敲打某一序列（主要序列），接著進行

9g，然後重複那個序列。這個程序被標記爲e、a、c、9g、sq，9g的意思是廣效九步，sq意思是「重複某序列」（主要序列）。當主觀困擾程度指數是2或更低，總是要用眼球轉動（er）來結束。

請持續測量主觀困擾程度指數。並不時往前翻到第55—56頁閱讀說明，直到你記熟這個過程。你會發現到，有些法則比其他的長，視問題的複雜度而定。有些則短到只有一個點。

也請注意，有些狀況的法則不只一個，舉例來說，治療上癮症（5-8）和恐慌／焦慮症（29-34），你也許需要嘗試不同的變化，直到找出對你最有效的一種。

你也會發現，有些法則是相同的，譬如說1和4。同樣的法則可以對不同情緒狀態起作用的原因是，你處在不同的思維場中。

大部分的法則都是用來處理情緒問題的，但也有對治身體疼痛、時差和笨拙（這通常是心理逆轉的症狀）。

記住，對於任何特定問題，當你像剝洋蔥一般把問題層層剝開，可能需要用到好幾個法則。處理一個複雜的昔日創傷，不太可能用一個法則就可以把問題的所有面向一網打盡。你也許要用某法則清理某事件的創傷，然後用另一個法則來清除憤怒，再用另一個來消除悲傷等等。只要你循序漸進，有條不紊，簡單爲上，那麼在大部分情況下，你很可能都會成功。

如果你選錯了法則，**你不會造成傷害**，只是不起作用罷了。因此，你可以安全無虞地自由嘗試不同的法則，找到對你來說最有用的一個。

最簡單的恐懼／擔心	1	e a c 9g sq
蜘蛛恐懼症／幽閉恐懼症／搭飛機擔心亂流	2	a e c 9g sq
	3	e c a c e 9g sq
一般焦慮／壓力	4	e a c 9g sq
上癮症	5	c e c
	6	e a c 9g sq
	7	a e c 9g sq
	8	e c a c 9g sq
簡單創傷／被拒／愛情傷痛／哀傷	9	eb c 9g sq

複雜創傷／被拒／愛情傷痛／哀傷	10	eb e a c 9g sq
帶有罪疚的複雜創傷	11	eb e a c if c 9g sq
帶有憤怒的複雜創傷	12	eb e a c tf 9g sq
恐嚇	13	eb e un c if 9g sq
忌妒	14	mf a c 9g sq
罪疚	15	if c 9g sq
憤怒	16	tf c 9g sq
挫折／不耐	17	eb e a c tf c 9g sq
暴怒	18	oe c 9g sq
強迫症	19	c e c 9g sq
	20	e a c 9g sq
	21	a e c 9g sq
	22	e c a c 9g sq
憂鬱	23	g50 c 9g sq
複雜憂鬱	24	eb oe e un ul a c tf if 9g sq

生理疼痛	25	g50 c 9g sq
	26	eb e g50 9g sq
尷尬	27	un 9g sq
羞愧	28	ul 9g sq
恐慌症／焦慮症	29	eb e a c 9g sq
	30	e a eb c tf 9g sq
	31	a e eb c tf 9g sq
	32	eb a e 9g sq
	33	e eb a tf 9g sq
	34	c e a 9g sq
時差（東方到西方）	35	a c 9g sq
時差（西方到東方）	36	e c 9g sq
無法想像、克服上癮或達到巔峰表現	37	a c 9g sq
提升動機	38	e c e 9g sq

自我妨害／負面行為	39	依照前面所示（第79頁）矯正各種程度的心理逆轉
說相反的想法或話語、做相反的行為	40	依照前面所示（第79頁）矯正各種程度的心理逆轉
反常的笨拙或生硬	41	鎖骨呼吸法（cb2）
當主觀困擾程度指數是2或更低		眼球轉動

花一些時間瀏覽這些法則，看看這個顯示經絡穴位與某個特定情緒有關的表格，你會慢慢了解某些敲打序列的理由。當然它不見得奏效！你只管想著某個想法，依照敲打的程序去做，心情保持愉快，不去理會這序列有什麼意義，它仍然會起作用。如果你心存懷疑，不認爲它會有效，成功率也**沒有**差別。假設你進入思維場中，沒有心理逆轉也用對了序列，即便你對它滿腹疑慮，很可能也會有效果；只不過你也許會有頂點問題！

有關思維場療法的一般資訊和技巧原則的說明，在此告一段落；如果你從頭讀到這裡，也照著練習做，那麼現在你能夠運用思維場療法來獲得大致不錯的效果，在大部分情況下都能清除最負面的情緒。

好在後面章節裡還有很多有用的資訊；下一章將檢視神經語言學如何運用正面感覺來取代負面情緒，以及如何建置新行為和「寫程式」，好讓你擺脫困擾，打造新的應變狀態和模式。

思維場療法和神經語言學是天造地設的一對。

如同你所知道的，思維場療法對大多數人來說，是消除大部分負面情緒和感受的利器。把「問題」去除後，內心會留下一個空洞，特別是有些人內心的困擾由來已久，已經習慣用某種（負面）的方式行為與思考。大腦喜歡已知事物，有時候我們根據所知來行事是因為熟悉，而熟悉讓人自在，縱使它對我們來說並不利或者並不愉快——偶爾甚至是很糟糕的！恐懼未知是很強烈的一種情緒；一致性則帶來安全感。當你用思維場療法清除了長久困擾你的問題或負面行為之後，透過神經語言學來汰除舊有的負面情緒，換上正面的新感受，就彷彿錦上添花。這就是神經語言學的獨到之處。

第三部

以正面的新思維取代負面的舊思維

你的腦袋是如何運作的？

在我們探討神經語言學及其如何幫助你改變內在之前，先讓我們對人的腦袋是如何運作的有個基本認識。

大腦的確是個神奇結構，它運作的成果定義了你是誰，你如何感知這世界。大腦是由幾個部分構成，它的外觀就肉眼看來，彷彿許多有皺褶的管子在頭顱骨內歪歪斜斜地塑出一個形狀。就某個程度來說，大腦仍是神祕器官，因為我們看不見它的解剖構造的內部，也觀察不到它的運作狀況，不像我們能觀察譬如說肺部的運作那般。當年在學校上生物課時，老師總要我們把肺想像成一棵上下顛倒的樹。氧氣從「樹幹」流入，輸往大「樹枝」，再輸向小「細枝」，最後進入樹葉（代表肺泡），這些樹葉非常精細（只有一個細胞的厚度），氧氣就是從這裡擴散出去，二氧化碳也從這裡回收。二氧化碳接著逆向回流，從小細枝到大樹枝再進入樹幹，最後從口鼻排出。這個運作非常合理，你可以觀察到所有構造，肺泡也可以被解剖開來。

然而，當你檢視大腦內部，它的構造複雜很多；你「看」不到思維或感覺，所以你無法像追蹤肺部裡氧氣和二氧化碳的流動那般追蹤思維與感受。從機制上來說，專家可以指出譬如說大腦哪個部位主掌四肢的活動，至於哪個部位主司思想、情緒或情感，則不是那麼清楚可辨；而每個人獨一無二的世界觀，並非存在於大腦的運作機制，而是存在於肉眼看不見的化學作用，對此，人類目前只不過略知一二。

大腦的一個重要面向是，它的運作同時包含「意識」與「潛意識」兩層次。在意識層次，我們隨時可以處理七（加減二）則訊息。你在閱讀這段文字時，想想你讀的字句以及你如何吸收，也許你察覺到腦中有個內在聲音把每個字句讀出來，也許察覺到手摸著書頁的觸感，也許察覺到自己正坐著或躺著。現在把你的注意力放在右腳的大拇指上，留意你現在如何考量它，如何充分察覺它的感覺，而之前在意識層次裡你完全沒察覺到它；假使剛才你在閱讀時，有人拿著一根點燃的火柴走近你，把火柴移到你腳趾下，你的大腦會即刻接收到這個訊息，它必須馬上把大拇指移開。在火柴靠近之前，你的大腦默默監測腳的大拇指以及它在你潛意識心靈的感覺。你對此一無所察，但倘若有個具潛在危險性的重大改變出現，大腦就會發出緊急訊息。大腦監測你全身上下，不僅監測外部變化，也監測內在生理運作，它們都在潛意識的掌控下。透過複雜的回饋系統，你的心臟知道如何搏動，你的肺知道呼吸的速率快慢，你的腎臟知道如何調整以達到正確的血壓和血液酸鹼值，無數其他功能也全都在大腦的掌控中。

以真實生活情況來說，當你走進超市，沿著走道徘徊，你的潛意識接收周遭一切訊息，包括每個貨架上的物品、從你身旁經過的每個人、所有聲音、溫度的變化、不同走道散發的味道。你在潛意識裡處理的訊息量很可能超越你有意識的心靈的想像。

如果你看過金凱瑞和摩根費里曼主演的《王牌天神》（*Bruce Almighty*）這部電影，還記得有一幕是主角布魯斯跟上帝在一起，上帝跟布魯斯談到祂時時刻刻聽到從世界各地傳來的每個人的禱告是什麼感覺。隨後上帝把祂聽到的音量轉大，接到喇叭上讓布魯斯也能同時聽到。結果，布魯斯聽到數百萬則以形形色色的語言和各種嗓音匯聚而成的大量聲音。布魯斯當然不知如何處理那麼大量的訊息，於是摀著耳朵倒在地上。發自所有禱告者的那股嘈雜聲音，就好比你的潛意識每秒接收處理的所有信號，內在和外在都有。很驚人吧！

如果你把心靈想像成一座巨大冰山，只有頂端露出水面，那麼你有意識的心靈就是那水面上的小高峰，水面下的大冰體就是你的潛意識。你的思考和訊息處理有將近百分之九十至九十五是在潛意識中進行的，視你引用的研究而定。

談到吸收學習，你是透過五種感官，有意識地接收並處理訊息：

1. **嗅覺**
2. **觸覺**
3. **味覺**
4. **視覺**
5. **聽覺**

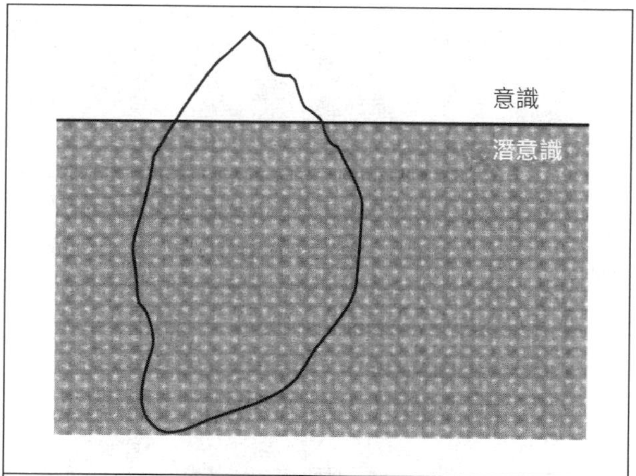

冰山象徵意識與潛意識心靈

你的大腦會吸收消化這些訊息並達成結論，大體上是基於聯結作用，繼而決定你後續的行動。假如你持續以同樣方式處理訊息並且達到同樣結論，你就是打造了一個「模式」或者說習得的行爲。一旦這個模式被納入你的潛意識心靈，它實際上就是「被安裝好了」。因此，每當你處在這種情境，這種反應就成了你的「預設模式」。一個簡單的例子是，小時候每當你哭泣或難過時，你媽媽就說「不哭，不哭就有餅乾吃。」你就會把吃餅乾和得到安慰聯結在一起。這模式往往會一而再地重複出現，足使它成爲預設行爲。因此，每當你心情不好，就會「自動地」找餅乾吃。你也會把這種行爲進一步擴展延伸，把任何類似的糕點甜食都涵蓋進來！電影《BJ單身日記》（*Bridget Jones*）或影集《六人行》（*Friends*）裡的人物，一旦情緒低落就捧著一大桶冰淇淋或拿一根巧克力棒大口吃，也強化了這個聯結；廣告商也深懂這些習得的行爲，常在行銷手法上投觀衆所好。

所幸，你絕對可以改變心靈，「忘掉」這些模式。

大腦分成左右兩個半球。每半球都有它本身的特色和處理訊息的不同方式。大多數人都有比較發達的某半邊；然而要達到理想的大腦運作層次，學著均衡地使用大腦的兩個半球非常重要。當你的左右半腦均衡發展，學習力會提升，就處理訊息的方式和選項而言，也會有更多資源。

左腦發達的人極可能以線性方式處理訊息，也就是說，從頭到尾採取合乎邏輯的步驟，把資訊「拆成許多小部分」（chunk down），再用正確的順序串聯。左腦發達的人非常有條理，會運用所接收的訊息，以精確的次序加以處理。他們擅長條列事項；也很會拼字，因為這牽涉到排序；他們會以非常具體的次序和細節指引方向，通常善於表達自己的感受，用字精準。左腦發達的人面臨環境改變時，會以合乎邏輯的方式因應。他們喜歡秩序。《六人行》裡的莫妮卡就是左腦極端發達的人的好例子。

相反的，右腦發達的人在著手之前，喜歡事先知道結果和看見「大局」。當他們在概念上了解風險何在，並且能夠想出一個方法來達成確知的目標時，會有最好的表現，不過那個方法就形式而言不見得合乎邏輯。右腦發達的人處理事情比較隨意，可能一心多用，他們可以跟左腦發達的人完成一樣的工作量，但採用的方式完全不同。大腦的右半球對色彩很敏感，而且非常好動，它喜歡用眼睛看、用身體去感覺和觸摸；右腦發達的人知道自己想表達什麼，卻往往找不到貼切的文字來傳達，因為感覺是沒有實體的。

和左腦發達的人比起來，右腦發達的人有創造力和藝術傾向，而左腦發達的人比較數位化（換句話說，他們在處理訊息時分析能力較強）。你很可能會在電視製作或娛樂工業裡找到右腦發達的人，在會計師或工程師當中找到左腦發達的人。在《六人行》裡，菲比就是右腦發達的人的一個例子。當你想要改變慣用的腦半球時，這些資訊很有幫助，在後續的章節裡，有許多練習可以幫助你改變。

神經語言學的發現

理察・班德勒（Richard Bandler）和約翰・葛瑞德（John Grinder）被稱爲神經語言學的創始人，但實際上他們比較算是發現者而不是創始人。想像有個大膽探險家要尋寶：他或她研究地圖，了解某地區的地理和歷史，留意最微小的細節，帶著旺盛的好奇心與熱忱來消化所有相關知識。如此他或她才夠「幸運」能挖到寶。

我們的內在都有屬於自己的寶藏，或者說「失落的亞特蘭提斯」。我們尚未找到它，並不代表它不存在。我們必須成爲自身命運的大膽探險家，而神經語言學可以作爲指南。在我心裡，班德勒和葛瑞德是大膽的探險家，與眞正感興趣的所有人分享他們的發現。在研究過程中，他們記錄和分析每一個發現，並且運用所獲得的知識來重造。對他們來說，「亞特蘭提斯」由一系列技術高超的成功治療師形構出來，這些治療師所採用的方法獨一無二又有幾分顛覆性。

他們詳盡地評估這些方法，形塑成一套模式。如果你想製作一個很棒的蛋糕，美味無比的蛋糕，你有幾個選擇，但成功的程度不同：

- **把食材張羅好，猜想正確的用量與技巧，然後著手試看看。**
- **找一本食譜書，挑選其中一道食譜，然後跟著指示做。**
- **比方說，假如你愛吃吉卜林（Kipling）蛋糕，那麼花一天時間去跟吉卜林先生學做蛋糕，親眼看他製作，實際觀摩最微小的細節，好讓你回家後可以按同樣的作法一步一步照著做。**

就培養你的烘焙技巧而言，以上哪一種方法會做出最好吃的蛋糕，答案很明顯。班德勒和葛瑞德觀摩他們那個年代最成功的治療師，其中最有名的包括米爾頓・艾瑞克森（Milton Erikson）、維琴尼亞・薩提爾（Virginia Satir）和弗里茨・皮爾斯（Fritz Perls），鑽研他們的療法並反覆進行臨床實驗，把這些療法作爲基礎，進一步修正研發。

米爾頓・艾瑞克森

艾瑞克森是世界知名的催眠治療師，患有小兒麻痺症行動不便，從小培養出一種觀察他人行為的神奇能力，尤其是觀察人們從語言和對自身感受的描述所反映的現象。藉著運用和反思特定語言模式，他讓受試者在催眠引發的恍惚狀態以及後來被稱為「會談式催眠」（conversational hypnosis）中，以不同的方式思考和處理訊息。艾瑞克森式催眠在當今成了一種催眠術，艾瑞克森式語法通常會刻意穿插某些字詞，讓大腦陷入困惑，繼而質疑本身的思考歷程。這套方法已證實為改變心靈的高效能技法。

維琴尼亞・薩提爾

薩提爾是個心理治療師，擅長家庭治療。她的信念「問題的本身不是問題」在當時被視為新穎的取向。她的治療方式獨樹一格，尤其是在提升自尊和家庭溝通與互動方面。薩提爾著作等身，一九七三年獲得美國婚姻與家族治療協會傑出服務獎章。薩提爾的風格以創意和幽默著稱，她會要求個案以某種方式站立或坐著，透過身體上的視覺表徵把內心的感受外顯出來。藉由角色扮演等種種工具，薩提爾營造出令人安心的環境，讓個案敞開心房接受新體驗。這在當時是全新的治療方式，也被很多「當代」心理治療方法所採用。本書一開始的引文就是摘錄自薩提爾所著的《沉思靈想》（*Meditations and Inspirations*），在後面的章節裡，讀者會看到另一篇摘錄文字。

弗里茨．皮爾斯

皮爾斯是德國心理分析師，為了逃離納粹的迫害，偕同妻子蘿拉飛到南非，二次大戰後遷往紐約。夫妻倆一同工作，運用角色扮演以及治療角色的積極技巧，這套療法後來被稱為完形治療法（Gestalt therapy）。完形治療法儘管承認過去經驗的影響，但並不強調個案的過去經驗，而是著重於過去經驗如何影響個案的「此時此刻」。因此，治療者引導個案表露「未完成事件」，學習充分接受個人的複雜性，把自己從過往的痛苦、焦慮和自尊低落的狀態解放出來，用適切的方式發展自我。班德勒認同皮爾斯使用的語言模式，他深信那套語言模式增進了完形治療法的效能。

感元（modalities）

班德勒和葛瑞德不僅仿效這些治療師的做法，也仔細觀察個案對治療的反應，注意到這個過程跟我們吸收訊息、加以處理和編碼的方式有很多共通處，不論是口語上或更重要的非口語反應都是如此。他們的早期「發現」之一是，人基本上都使用三種感元，或者說認知濾器，來處理訊息。所有人都使用三種感元，但會慣用其中一種。這種慣性會使得我們的選擇和選項變得受限，因此，打開我們的**視覺**、**聽覺**和**身體感覺**的「大門」，便能夠大幅提升很多層次的功能運作，如同平衡左半腦和右半腦可以增進人的整體表現一樣。神經語言學把這些大門稱之爲「表徵系統」或者「次感元」（submodality）。上述的感元也可以進一步擴增，涵蓋嗅覺濾器和味覺濾器。

在這本書裡，我所援引的相關技巧，著重在幫助你跟自己有更好的溝通。你的內在對話或者說「內在聲音」，很可能對你每天處理的訊息有著最大的影響力。我們往往用一種嚴厲或侮辱的方式對自己說話，而我們絕對不會對自己的朋友或所關心的人那樣說話，可是我們卻輕易地對自己「出言不遜」！

當心你對自己說的話——你會洗耳恭聽！

下列的字詞顯示特定的次感元／表徵系統：

視覺	看見 注意 聚焦 顯示 出現 圖像 明亮 想像 清楚 觀點 模糊 閃爍 閃光 瞥見 多彩多姿 朦朧 視野 後見之明 清晰 注視……等等
聽覺	聽見 傾聽 收聽 聲波 波長 交談 說話 討論 嘈雜 沉默 共鳴 喊叫 安靜 點擊 演講 喋喋不休 音量 出聲 聲音 聽力 提及……等等
體感	感知 觸摸 抓 握 壓力 推 硬 熱 冷 涼 摩擦 堅實 緊繃 具體 牢固 流動 沉重 隆起 移動 張力……等等
嗅覺	聞 氣味 香味 惡臭 腐爛 腐敗 陳腐
味覺	滋味 苦 淡而無味 辛 甜 酸 辣 嗆

下列的評量是轉化療法學院（College of Transformation Therapy）的洛德・皮戈特（Rod Piggott）所使用的量表。我受過皮戈特在臨床催眠方面的訓練。這份測驗適用的範圍涵蓋視覺、聽覺、身體感覺和數位（左腦發達者）。

根據以下的指示，對每一句陳述與你的貼切程度打分數：

4＝非常貼切；3＝還算貼切；2＝普通；1＝不怎麼貼切

問題1		**分數**
我做重要決定時，是基於：		
1	憑直覺和本能	
2	聽起來是最好的	
3	我認為是最好的	
4	對各種選項的精確分析與評估	

問題2		**分數**
在發生爭論時，我會受什麼影響：		
1	對方說話的語氣	

2	我是否理解對方的觀點	
3	對方論證的邏輯	
4	我是否感覺到對方是真誠的而且了解他們的感受	

問題3		**分數**
	我最容易以什麼方式傳達自身狀況：	
1	我的穿著與外觀	
2	我的感覺	
3	我的遣詞用句	
4	我說話的語氣	

問題4		**分數**
	下列哪件事對我來說最容易：	
1	在音響上轉到最理想的聲量	
2	就某個主題找到最精闢的要點	
3	挑選最舒適的家具，譬如床、沙發或扶手椅	
4	挑選豐富迷人的色彩組合	

問題5		分數
我對：		
1	周遭的聲音非常靈敏	
2	善於了解事實和資料	
3	布料接觸皮膚的感覺很敏感	
4	房間裡的色彩和設計很有感	

計分

步驟一：把你的答案依序抄到下方的格子內，譬如，問題1你的答案是4→3→2→1，填法如下：

範例：

問題1：
K體感4
A聽覺3
V視覺2
D數位1 6

問題1	問題2	問題3	問題4	問題5
K	A	V	A	A
A	V	K	D	D
V	D	D	K	K
D	K	A	V	V

步驟二：利用下表，把每一字母相對應的數字填進去。每個字母要填五個數字，譬如說，問題1的V是2，就在第一格填入2。

以問題1為例（假設你的答案是4→3→2→1）。

問題	1	2	3	4	5	加總
V	2					
K	4					
A	3					
D	1					

6 譯註：此處的K、A、V、D分別爲：體感的（Kinaesthetic）、聽覺的（Auditory）、視覺的（Visual）與數位的（Digital）的縮寫。

最後，把分數加總起來。總分代表你對每個表徵系統的偏好。如果你的最高分跟其他分數落差很大，那麼你若願意考慮運用其他濾器，將受益無窮。起初你要刻意去用它，一陣子之後就可以不假思索使用它了。

改變行為

當你想改變某個行爲或是學習新技能，首先你得承認你所習以爲常、甚至是不自覺地、已經沒有作用的舊行爲。舉例來說，當你「進行」憂鬱時，你在心裡打造一個非常黑暗的形象。你的身體會表現出低頭垂肩，你內在的聲音非常負面，不斷想到最壞的清況等等。（除非你讀過神經語言學，否則）你恐怕從沒有自覺地想過你如何「進行」憂鬱。

有個很棒的模式可用來解釋「習慣」是如何養成的，換句話說，就是你的「預設模式」確立之前你有過什麼歷程。如果你考過駕照，也開車上路好一段時間，回想你上駕訓班第一堂課的情況，試著去感受離合器的「咬合」，聽引擎轉速的改變以便知道何時要換檔，何時要看後照鏡，腳踩油門和剎車的感覺，踩剎車時另一隻腳要同時踩離合器以避免熄火。你在學這些技巧，執行「看後照鏡—打方向燈—移動」的順序時，有自覺地處理了大量訊息。上了幾堂課後，你漸漸感覺到自己會自動地做一些動作，但你還是有自覺地在想該怎麼做，尤其是考駕照時！想想你現在怎麼開車：你會邊開車邊想「我開到哪裡？」或「我怎麼開到這裡的？」嗎？特別是那一段路你走了好多遍。我經營健身俱樂部的期間，每天下班要開四十分鐘的車程回家，忙了一整天，我經常不知道路過哪個村莊。但我開車很安全，我只是用下意識開車。你可以說我是自動駕駛。

你有沒有遇過自以爲精通某件事，但其實一竅不通的人？他們完全沒有察覺自己的不足。你只要看英國選秀節目《X音素》（*The X Factor*）最初的幾集，就會看到好幾個實例——有些人眞心認爲自己擅長某件事，事實上卻完全外行。這種狀態被稱爲「不自覺不足」。

有些人則不擅長某件事，而且承認自己不擅長。他們有自知之明。這情況被稱爲「自覺不足」。當你有這個程度的自我接納，你就可以開始改變。

當你開始學新技巧或新行爲，在做的過程中你必須思考，就像學開車一樣，然後你會變得「自覺有能力」。這純粹意味著你花心思就可以做到。

過一陣子，幾經反覆練習之後，該行爲就會變成「自動化」了；你可以不假思索地去做。你可以一邊聊天或聽廣播，一邊開車從甲地到乙地，沿路隨口哼哼唱唱，同時憑本能換檔等等，進行所有查核。這時你就是「不自覺有能力」。

班德勒和葛瑞德仿效艾瑞克森、薩提爾和皮爾斯的做法，他們觀摩的是該領域的佼佼者，也就是那些不自覺有能力的人。有趣的是，這三位大師甚至也不知道自己技法精湛。曾有人把艾瑞克森與病人的溝通技巧的「解析」呈給他，據說艾瑞克森看完後答道，「原來我是那樣進行的」……或者傳聞如此。

「不自覺有能力」還有另一種層次：「不自覺高超」，也就是你不假思索或不費吹灰之力就表現得非常優秀。一個有名的故事是，勞倫斯．奧立維耶（Laurence Olivier）一回精湛地演出《哈姆雷特》，接受觀眾起立喝采二十分鐘之後，他非常沮喪地回到後台更衣間。他的化妝師問他，這是你在《哈姆雷特》一劇最精彩的一次演出，怎麼會一點也不開心呢。奧立維耶回道，他知道自己表演得很出色，他非常生氣的原因是，他完全不知道自己是怎麼做到的！

很多運動家也達到這種高超技藝的層次。譬如老虎伍茲就是達到「不自覺高超」

的「化境」的最佳例子。一些有過這種高超層次的人，把這種狀態形容爲簡直是靈性體驗。

這一點爲何重要？事實上它**必不可少**，因爲如果你會「進行」憂鬱，那麼相反的，你必須學會如何「進行」快樂。如果你善於進行憂鬱，換句話說，如果你「不自覺有能力」進行憂鬱，那麼第一步就是要認識到這是一種思考歷程，假如你運用不一樣的思考歷程，就會得出不同的結果。

當思維場療法可以美妙地去除憂鬱的起因，那麼學習如何改寫你的心靈程式，**停止進行憂鬱**，也是個好主意。我將會教你一些基本的技巧。

在此之前，我希望你把以下的練習從頭到尾看一遍，然後起身照著做一遍。只有幾個簡單的步驟。

1. **站起來並向前舉起你慣用的手，指著前方。**
2. **雙腳保持不動，手臂往後平伸。盡可能把手臂往後拉，拉得愈遠愈好，看看最後手指向何方。使勁伸拉，然後記住拉到最遠的那一點。**
3. **手臂移回前方並放鬆。**

4. **閉上眼睛，身體保持不動，在腦海裡想像你舉起同一隻手臂，這會兒你的手臂非常輕盈柔軟。你在腦海裡看著手臂往後平伸時，想像你全身變得輕盈柔軟。想像你可以往後拉得比之前更遠，在腦海裡看著你的手臂往後平伸，超過了剛才的那個點，而且自由地滑得愈來愈遠，遠到幾乎反折，而且感覺非常輕盈柔軟。之後讓想像中的手臂回到前方並放鬆。**

5. **現在重複第一步驟，舉起手臂往後平伸，這一回你會移動得更自由，往後一路拉到底，留意你現在移動得比之前更遠多少。**

你第二回會拉得更遠，有時會遠很多。爲何如此？起了什麼變化？你的體能無疑並沒有改變。眞正發生的不過是你在腦裡體驗到手臂拉得更遠，這體驗進入你的記憶，變成你**做得到**的事，好似你已經做到一樣！然後當你重複那個練習，你的心靈運用它所知道的並複製出來。**心靈無法區分想像與真實**。

不論我是一對一與個案合作，或是進行團體工作坊，甚或培訓教練和其他治療師，我總會教導他們，心靈不知道想像的意念和眞正的經驗之間的差別。

這一點既是優點，也是缺點。你是否爲某人擔憂過？也許他們回家晚了，你開始臆想最糟的情況，結果你感受到身體上眞正起了徵狀：心跳加快、冒冷汗、所有常見的「戰鬥或逃跑」的反應？半小時後那人進門來，安然無恙。你始終知道他們很可能沒事，你沒有他們身處險境的任何證據，但你在想像中創造了可能的最糟狀況。你的心靈**相信**那想像的情節；這就是心靈引發壓力反應的原因。如果心靈知道你只是「假裝」在擔心，它壓根不會發送任何生理信號。

反過來說，假如你確實在心靈裡構築某件事，並且不斷「排練」這一切有多麼美好，後來因爲一些無法掌控的因素，結果好事沒發生，它帶來的失望會比你一直期望不高要大很多。我記得孩子們小的時候，有一回我計畫在聖誕節前一星期帶他們到歐洲迪士尼樂園玩，當作給他們的共同聖誕禮物，但我決定先保密，到時給孩子們一個驚喜。我在腦海裡想像這童話般的假期會多麼美妙愜意。不料，我二兒子在學校的聖誕節表演中被指派一個重要角色，他因此寫了一首「聖誕饒舌歌」要上台表演。我一得知這件事，馬上到學校告知老師我所計畫的驚喜，因此，學期結束那天我兒子勢必要請假，正巧那天也是戲劇演出的日子。老師同意讓他繼續排練，但也安排了另一名學童準備替補。於是，出發前一天，我們全家圍坐在一起，我想像中的幸福一刻，我告訴孩子們可以提前收到聖誕禮物。這個部分，就如你想像的，進行得很順利。我分送給他們包裝好的歐洲迪士尼門票。至此一切都很好，不過當我兒子發現隔天早上就要出發，想到他不能上台表演饒舌歌，整個人先是錯愕，接著大哭大鬧，而不是我想像中的雀躍歡呼！抵達迪士尼樂園後，我們遇到下雨天，而且整個假期都在下雨。第二天，當時三歲大的女兒腸胃不適，也就是說，我和女兒有整整兩天得待在隨時有馬桶可用的飯店房間內，兒子們則冒雨在遊樂園裡玩，全身溼透。我非常失望，由於先前的期待太高，已經在腦裡演練不知多少回的完美假期，所以失望的心情跌得更深。這情形不會再發生，因爲我有更多的領悟，也有技巧去避免，不過在那當時，實際情形對我打擊很大。

你可以從這些例子學到的一課是，假若你憂慮著尚未發生的某件事，想像那情況會很糟糕，那麼即使實情並沒有那麼糟，你的感受也會同樣惡劣；假使你在腦裡對某件事的期待太不切實際，那麼事後你很可能更加失望。

解方是什麼？取得平衡，在想像中添加適量的現實。

我的個案當中有一些人有考駕照的焦慮。他們也許已經一次或兩次沒考過。我總是把話說明白，我可以幫助他們消除過多的焦慮緊張，但事實是無論我做什麼，如果他們的駕駛技術不夠好，還是無法通過測驗。同樣的，我也可以為演員解決怯場問題，但他們還是得把台詞和腳本背熟，才會有精彩的演出。

高期待？

這一章的重點是了解我們如何處理訊息，以及這個歷程如何與生理和環境的經驗相符一致。現在，我希望你把書放下，閉上眼一會兒，思考一下你如何看待自己處理訊息的方式，那方式是否有益。想想你的期待是什麼。你是樂觀的人，總看到杯子裡還有半杯水？還是老是想到最壞的情況？你的想像的預設模式為何？停頓一下，閉上眼睛，好好想一想。

歡迎回來。

思考這一點很重要，因為假如你想改變，那麼你目前正在做的事就是行不通，找出是什麼地方行不通會很有幫助。如果你電腦的某個程式有問題，你的資訊工程師必須找出那個問題，刪除之後並用最新版本取代受損的程式。在多數情況下，光一個程式或錯誤就會讓整台電腦中毒，只要把那個程式修復好，其他的程式就可以運作順暢。同樣的，你也可以安裝掃毒程式來避免將來出問題，那麼鎖骨呼吸法和敲打手掌側邊就好比是掃毒軟體，可以幫助你偵測和辨識可能的問題。

現在，讓我們學習幾個基本技巧，用它們來取代舊的負面模式或情緒，以便發展更能帶給人力量的新模式。

心錨（Anchoring）

心錨是我們每天都在用的一種基本技巧，只是我們不自知而已。你是否曾在廣播聽到一段音樂，瞬時把你拉回到從前的某段時光或地點？或者你看到某個影像，立時讓你想起某件事或某地方？那段音樂或那個影像，簡單地說，就是一個心錨。我們時時刻刻在創造心錨。因為大腦的運作有賴一個對比系統，它會把當下的經驗和儲存的事件進行比對，假使它發現兩者「相符」，它就會提取從前的檔案並開啓。對某些人來說，所謂從前的檔案也許只是一個字眼或詞句，對其他人來說也許是某個滋味或味道。它可以是任何東西。

我記得一回在購物中心逛街，不小心撞上一位老先生，碰撞的力道之大，我必須攙扶他以免他摔倒。就在我這麼做時，我聞到他擦的古龍水味道，瞬間讓我回想起我的爺爺，爺爺擦的古龍水就是那一模一樣的味道。有那麼一會兒，彷彿時鐘停擺，時光凍結，我回味著舊時光。這整個事件只有一下子，也許二十秒或三十秒，但事後我懷念起與爺爺相處的點點滴滴，回憶了許久。那古龍水味道就是心錨，我自己甚至都不曉得！

心錨的重點，是要打造一個眞正強力的優質心錨，每當你需要憶起美好感受時，你就可以把它召喚出來。這做起來再簡單不過，但需要想像力才成。就算你無法創造一種好的感受，你也可以假裝你感覺很好，亦即透過想像。讀完以下的練習，試著照做一遍。你做得愈多次，就會愈熟練，你的心錨也會愈強大。在後面的章節裡，我們會更具體談到自己設定的心錨，眼下則先學會創造一般性的「讓自己感覺好」的心錨。

1. 請向後靠坐著，閉上眼睛，回想你感覺到無比美好的一段時光。你感到快樂無比的時光。無論多久以前、與誰在一起、在何處或者發生什麼事都無妨，只管把那美好感覺獨立出來。如果你找不到，那麼回想你看過的電影中，哪個人物顯得感覺美好，想像你自己是那個人物，去感受他／她的感覺有多麼美妙。如果你是用視覺思考的人，可以想像一個畫面，然後把它放大，變得明亮、大膽而且更多采多姿。如果你是用聽覺思考的人，想想你聽到的一切，用最優質的環場音效來想像聲音與畫面。想想你體內哪個部位感覺很好，也許是胸口，也許是肚子，也許你的腿會變得

虛軟！哪個部位都無所謂，只管留意你如何「進行」很棒的感覺。

2. 帶著那美好感覺，想像你把它加倍後會是什麼樣子。沒錯，想像雙倍的美好感受，感覺會更棒。那畫面、聲音和情緒合力提升了你的感受，把你帶到另一個層次的快樂。

3. 持續把這美好的感覺加倍，直到你徹底被這排山倒海而來的美妙感受淹沒，感到通體舒暢、容光煥發，接著你右手握拳，把這拳頭想成「儲存」按鈕。

4. 把腦袋淨空一會兒，想像藍色香蕉，然後再迅速切回那美妙無比的感受，同時將右手握拳。接著繼續把美好感覺加倍，直到你再次淹沒在美妙感受中（縱使是假裝的，也照做無誤）。當你又達到方才那美妙境界時，右手再次握緊拳頭。

5. 持續進行步驟3和步驟4，產生排山倒海的快樂感受後，接著切入另一個思維，繼而再回到美妙感受，每一次達到「巔峰」的美妙感受時，都要握緊拳頭。至少要進行五或六回。

握拳成了你的「心錨」的開關，如此一來，每當你握拳，你的大腦就會與這種美妙感受連結在一起。

閃變模式（The Swish）

閃變模式是非常有用的技巧，做起來也很容易。它可以用來改變任何行爲，譬如抽菸，或者不以特定方式反應某件事。你可以隨時隨地運用這技巧，做得愈多次，就愈上手。切記，腦袋學得很快，因此，閃變模式必須又快速又強力，而且你必須眞心**相信**它。運用你的想像力，就可以創造生動鮮活的圖像。

要在腦海裡創造圖像，有兩種方式。要學會閃變模式，以下這兩者你都要用到：

1. **你可以身歷其境，也就是透過你的雙眼看見事物，真真切切想像出你想看見的一切。你看到的是你的內在表徵（internal representation）。**
2. **你可以跳脫出來，也就是說，創造你本身的形象，而且你可以從旁觀者的角度來看自己，彷彿看相片或看電影。**

開始之前，先決定你要改變或「閃變」哪個行爲。舉個例子，假設你生活裡有件事會觸發焦慮，譬如開車上班時煩惱著接下來一整天的工作。你必須營造兩個圖像：一個是你開車上班時的模樣，另一個是你沒有這個困擾時的模樣（假使你有正面感受，看起來會如何）。先將以下的步驟從頭到尾讀一遍，然後照著練習。

1. 創造第一個圖像，也就是「線索」圖像。這代表你開始感到焦慮之前，你透過眼睛所看到的。即身歷其境——透過你的眼睛觀看。在上述的例子裡，你看到的是車子的儀表板、前方馬路、路標等等，顯示你正在上班的途中。如果你用這個技巧來改變譬如抽菸的行為，你看到的會是即將碰觸你嘴唇的一根香菸。花一點時間觀看這個圖像，看看你「如何」看待它。這圖像是黑的、亮的、大的、小的？辨識出次感元。把這圖像清空一會兒，但要記得如何重新創造它或重新找到它。

2. 現在創造一幅你希望自己看起來如何、感覺如何的圖像——也許是自信、有安全感，也許是掌控一切，或也許只是沒有壓力、感到很放鬆。想著這個影像，但跳脫出來：看看你希望自己成為的模樣。確認這個形象的威力如此強大，它能在你內心勾起了你想親身體驗的真實渴望。看看你如何看待它：它亮多了、大多了，也更多彩繽紛？確認你看得清清楚楚，因而你很想擁有它。接著把這圖像清空一會兒，但要

記得如何重新創造它或重新找到它。

3. 現在你看著圖像1——也就是你想停止的行為——但在圖像左下角的地方開一個小小視窗，視窗內顯示你心中嚮往的第二幅圖像，就好像你在電腦螢幕上把某個檔案縮小化。

4. 接著，飆速閃變——在不到一秒的時間內，把你渴望的圖像放大成整個螢幕，完全銷毀第一幅圖像。在你這麼做的同時，請在腦裡發出「咻」的聲音，想像你看到自己甩開那個困擾，感覺到不一樣的感受。讓這些美好感受瞬間掠過你全身。看著你心目中自己的模樣，想像你感覺到美好無比。

現在把螢幕清空，想像一頭藍色小象的模樣，藉此中斷你的思緒，接著重複步驟1到4至少五到十次，或者圖像1已變得飄渺薄弱的地步，當你試著看它，它會自動消失，被美好的圖像取代；或者說不定你甚至再也看不到圖像1，已經用新圖像取代它了。一旦你成功做到這一步，留住這新圖像，把美好感受跟這幅圖像錨定在一起。

旋紡（Spinning）

旋紡是我最喜歡的技巧之一，在結束一回合的思維場療法之後（也就是清除了問題或困擾後）來做，效果格外好。當某個困擾被消除，它往往會留下某種的能量印記（energy signature）；雖然問題消失了，但某種良性感覺有時候會縈繞不去，因為那問題伴著我們太久了。

這個練習站著做最好；跟其他練習一樣，先仔細讀完說明和每個步驟，然後照著做看看。按本書的脈絡來說，我們設想你先行透過思維場療法去除了問題，不過單做這個練習本身也有很大的好處。在這個例子，你要用過往事件造成的創傷感受來練習。

- **請站著並感覺一下，身體的哪個部位感受到那起創傷的作用。也許是胸口揪得很緊，也許是一種反胃的感覺。感受一下，並指出那感覺來自身體何處。**
- **接著，想像一下，假使那創傷有顏色的話，會是什麼顏色？**

● 既然你知道它在身體哪個部位，也知道它的顏色，那麼接受它有能量，是個活絡、會動的場域。

● 現在，想像一台紡車。它的紡輪把創傷捻搓成線，當它往「內」轉，線就旋入你的身體內，當它往「外」轉，創傷就旋出你的身體，因此你可以看到它就在你眼前。接下來，你要決定哪個方向是往「內」，哪個方向是往「外」。這因人而異，有時候甚至因不同感受而不一樣。

● 把一端線頭放在紡輪上，開始把輪子外轉，把創傷向外旋出你的身體，當線從你的身體抽離時，想像輪子愈轉愈快。隨著輪子愈轉愈快，感覺一下線被抽離的拉力。在腦裡創造鮮明的意象，顯示創傷離開你身體的過程；也留意一下紡輪的聲音，也許它發出嗡嗡響，也許是現代機器或引擎驅動紡輪轉動。當你站立之際，感覺一下紡輪的力道。你無法讓紡輪停止轉動，也許線的顏色開始起變化，也許線全被抽出來，你看到線的末端在紡輪上轉動，就知道線全都抽出來了。

● 即便線都抽出來了，請看著紡輪持續旋轉，直到過了一會兒，轉速快到紡輪被拋到遠方，就像電影《星艦迷航記》裡的星艦企業號在曲速引擎推進下，消失在遠方。

- 現在，閉上你的眼睛，留意內在那空出來的地方。也許是個大洞，也許不是。現在正是用美好事物填補那空洞的好時機。利用你先前用過的愉快念頭，或者選擇另一段你深感愉快又非常安心的回憶，來錨定一種美好的感覺。花一些時間來想像，並賦予它一種顏色。
- 當你專注於這個顏色時，想像在你眼前有一顆同樣顏色的線球就裝在紡輪上，這一回則是往反方向旋轉。打開你的心扉接受這絲線，讓紡輪旋轉出新顏色，深入你內心，填補那空缺。留意你現在有多麼舒適，而迎接那新感受讓你有多麼感激和愉悅。除了放鬆和接納它，你什麼也不必做。慢慢享受這過程，讓新感受往你內心編紡，愈紡愈深。沒錯，一路往內心深處去。細細去感受它。
- 當你感受到紡入的線比抽出的還多，內在充盈著這股全新的美好感受，請把手覆蓋在紡線進入身體的入口，並永久關閉它。把那感覺密封在體內，想像那感覺進入你的血管，在體內各處自由流動，進入每個細胞，深入細胞後，再進入你的DNA。盡情細細感受這過程。

你不妨把「手覆蓋在肚子（或線被紡入體內的入口），同時心想著那顏色」這個動作，當作一種強力的心錨。每當你需要有美好的感受，只要做這個動作即可。

時間線

使用神經語言學來處理「時間」，有許多的版本。我很喜歡使用「時間線」。這簡單的技巧可以很有效地針對特定問題來調整（參見後面章節）。

我們都會把時間「儲存」在空間。你頭一次接觸這概念也許會覺得它有點奇怪，但相信我，了解你的「時間線」走向很重要，也很有幫助。

以下的練習將幫助你找出時間線。跟之前一樣，先把說明從頭到尾讀一遍，然後回頭開始做這個練習。

這個練習會觸及大量的回憶，因此，確認你要回想的往事一概是快樂或有益的。比方說，回想兒時老家的模樣，甚或昨天刷牙的情況。

當我要你回想過去的記憶或往事，你會透過潛意識心靈來覺察自己從哪個方位「感覺」或「看見」那些。從想像你站在刻度盤上開始，這刻度盤很像沒有指針的鐘面，數字12就在你正前方，3在你右邊，6在你背後，9在你左邊等等。每一次我請你搜尋某段記憶時，記住它出現在哪個方位上。我們要找出某個模式或軸線，雖然這兩者不同。對大部分人來說，回憶會形成一條線（直線或波線），指向刻度盤上的特定數字；有些人的線會略微往上或往下，因此，留意你的線在空間裡的明確走向。

從你近期的回憶開始著手。

- **回想你在最近幾天或一星期之前所做的某件事或發生的某件事。**
- **回想你在兩個星期之前所做的或發生的某件事。**
- **回想你在兩個月之前所做的或發生的某件事。**
- **回想你在一年前所做的或發生的某件事。**
- **回想你在兩、三年前所做的或發生的某件事。**
- **回想你在七、八年前所做的或發生的某件事。**
- **回想你在十至十五年前所做的或發生的某件事。**
- **回想你在二十年前或更久以前所做的或發生的某件事。**
- **回想你在小時候所做的或發生的某件事，也許是求學時的事。**

- **回想你最早的快樂回憶。**

舉起你的慣用手，指向你所見、感覺或感知的這些回憶在空間上的方位。記住那個點，然後放下手臂。

現在想想你的未來。你要發揮一點想像力，依據你的想望創造一幅未來景象，它將會起作用，縱使它是「被創造出來的」記憶。

- **想像你知道或希望明天會發生的某件事。**
- **想像你知道或希望下星期會發生的某件事。**
- **想像你知道或希望在一個月內會發生的某件事。**
- **想像你知道或希望在六個月內會發生的**

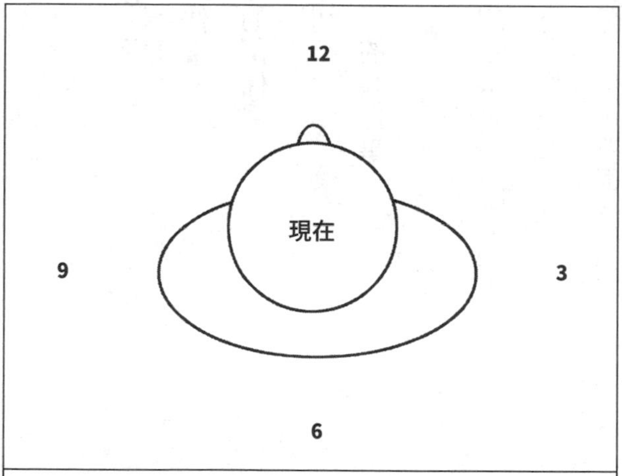

時間線方位1

某件事。

- **想像你知道或希望在一年內會發生的某件事。**
- **想像你知道或希望在兩、三年內會發生的某件事。**
- **想像你知道或希望在五至七年內會發生的某件事。**
- **想像你知道或希望在十二至十五年內會發生的某件事。**
- **想像你知道或希望在二十年內會發生的某件事。**
- **想像你知道或目前希望在最遙遠的未來會發生的某件事。**

舉起你另一隻手臂，指向你所見、感覺或感知的「未來景象」在空間上的方位。利用左下圖，朝過去方向畫出一條線，朝未來方向也畫出一條線。

現在，看看你把時間**儲存**在哪個方位。關於各種方位，有很多的理論提出詮釋，但就我的經驗，過去的最佳方位是「背後」，未來的最佳方位是「正前方」。假如你的直線不是如此，請進行以下的練習：

閉上眼睛，想像過去的時間線。把它想成繩索、細繩、絲線或竿子都可以，但要留意它在空間裡的方位和顏色。接著想像一雙令人安心的手，或某種無形的正面能量，溫和但堅定地把代表你過去的這條線挪到你的「背後」。慢慢來，把它調整到適當的位置。當你知道你的過去已經擺放在背後，依時間先後順序往水平方向延伸，將它錨定在那裡，接受它的新位置。說聲「感謝」。你也許注意到它的顏色起了變化，也許沒有。這不打緊，它現在永久在你背後了。

接下來想像你的未來，按同樣的方式，把未來的時間線移到你的正前方，在你挪移的同時讓它延長，向未來發射，而你看不到末端。這是一條美麗又無限延伸的水平線，你看得清清楚楚。這條線代表著無限的可能性。

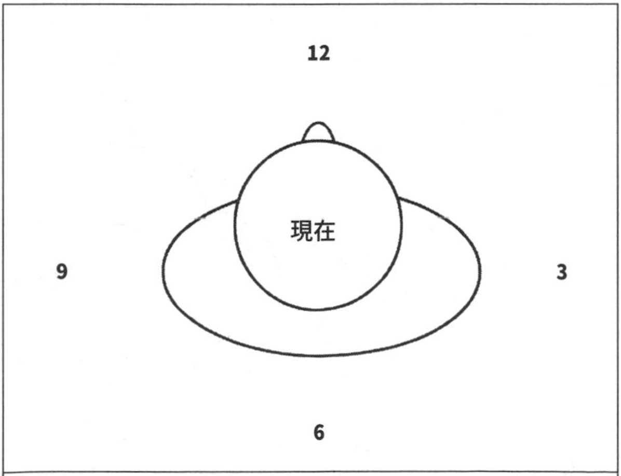

時間線方位1

現在完成以下的圖表，畫出你新的時間線的方位。

如果你的過去在你的前方視野，甚或在邊緣視野，你無疑在某個程度上正活在過去裡，某些創傷或過去經驗仍舊影響著你、絆住你，說不定阻擋你，讓你無法清楚地看見未來。假使這是你的情況，那麼這個練習就格外重要。

我們會在後面章節談到如何精進這個練習。

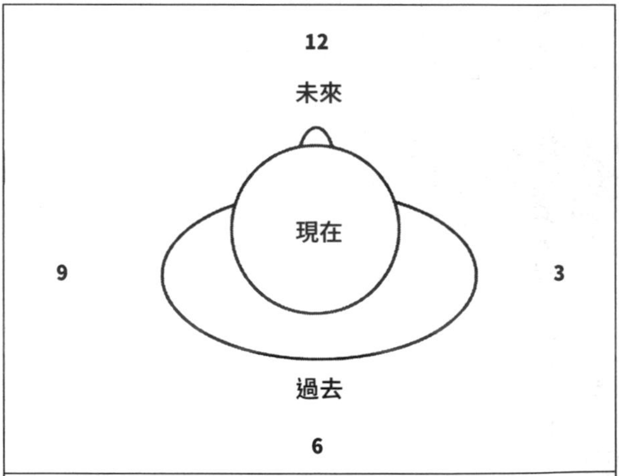

時間線方位2

你的內在對話

當心你說的話——你會洗耳恭聽！

我們都有過這種經驗，不管你怎麼稱呼它——內心的竊竊私語、內在聲音、內在對話——沒有人例外。它就像是關於生活的連續評論，以提醒的方式被我們聽見，叨念著你對周遭的評論、你對自己或他人的想法。影響我們如何成爲現在的自己，可能莫過於是那些評論了。你有多常「聽到」你自己說，「你辦不到！」而且相信這句話？你有多常接受負面的私語叨絮，甚至毫不質疑？更糟的是，你有多常讓你的內在聲音，用你絕不允許其他人對你說的貶損話語侮辱自己？

身爲治療師，當我與自尊低落的人合作時，我會問他們對自己說過的最難聽的話是什麼，有些人的答案著實不堪入耳。接著，我又問他們是否會對認識的人，也許是某個朋友，說這樣的話時，答案都是響亮的「不會」！那麼爲何有些人會允許負面的內在私語具有如此強大的破壞性？我的經驗告訴我，人們只是不知道如何把那聲音關掉，或者如何改變它。

不妨試試這簡單的練習：閉上眼睛，摒除所有視覺信號，專注於你腦袋裡的聲音。在腦中從一數到十。然後再數一遍，但跳過五。再用非常性感的法國腔從一數到十，仍舊跳過五。你做得到，是吧？

你方才做的，是清楚地向自己顯示，你可以控制你的內在聲音。當「預設模式」是**負面**時，問題就會出現。被貶損人的負面評論整天砲轟，誰能夠不被影響？

我接受理查·班德勒的訓練期間，對某天的上課情況印象深刻。就跟很多訓練課程一樣，課堂內充斥著「有上課癮的人」。我這樣說只是提出觀察，毫無誣衊之意。我看到很多人不斷地報名上課，卻從來沒有眞正地把所學用到實務上，總以爲多上一點課就會更精進。這些人往往坐在前排猛抄筆記，通常很崇拜講師，自始至終聽得癡迷入神。

班德勒乃「解讀」團體的專家，那一天，在課堂內多達五百人，他談到內在聲音和內在對話的竊竊私語如何影響人。班德勒的講話模式與風格非常有催眠效果，在那一堂課裡，那效果更甚以往，整個課堂的學員睜大眼，入迷地聽他說的每一句話。當他問起「當你的內在聲音口出惡言時，你有何感受？」這類問題時，課堂裡所有人都同意這種感覺很糟，如果可以做些什麼來中止這類內在聲音會很棒。大夥兒頻頻點頭，在座椅上向前傾身，急切地聽取接下來的內容。班德勒指出，有個方法可以停止內在聲音——聽眾再次引頸前傾，如飢似渴地盼著他即將道出的技巧。

營造氣氛的大師班德勒，接著要我們讓內在批判之聲以最不堪入耳的話羞辱自己，同時察覺那些話帶給自己什麼感受。他站在講台上，刺激我們把內在聲音轉大，深入聆聽；他同時也說，「等一下我會告訴你們如何把它關掉。」課堂內明顯充斥著又害怕又興奮的情緒，此時滿堂的學員，有的雙手抱頭，個個一面受著內在嚴厲批判聲音折騰，一面期待找到方法來喊停。班德勒讓這情況持續一會兒，然後說，「現在我要你進到內心裡，跟你的內在聲音說……」課堂內頓時鴉雀無聲，所有人已「進到內心裡」，期待之情高張，準備好要複述一遍即將學到的神奇新技巧……講台上的班德勒對著麥克風，低沉有力地說：「**給我閉上你的狗嘴！**」

在座五百人同時深吸了一口氣——先是錯愕的一震，繼而少數人噗哧笑出來。接著班德勒問：「有誰還聽得到那些負面的聲音？」沒有人舉手。我坐在教室後面大聲笑了出來，心想這一招眞妙！那一天，我光是觀察周遭的人就學到好多，棒透了。

這個技巧會奏效，是因爲它做到兩件事：首先，它打破你的模式；它把你從感覺受傷、灰心以及「進行」悲傷的狀態帶開，讓你愕然狐疑「講台上那個粗魯的人是誰？」打破某個狀態或打破某個模式很重要，這也是有待學習的核心技巧。我敢說，讀者當中有很多人自動爲朋友做過同樣的事，把他們從壞心情或悲傷情緒之中拉出來。如果你坐著爲某件事發愁，反覆鑽牛角尖，感覺愈來愈糟，這時如果有個朋友前來，並說，「眞是夠了，我帶你出去走走！」，這樣就是打破你的狀態。爲了感覺悲傷，你必須「進行」悲傷。你必須播放那些內在聲音，說不定還會配上一系列滿不錯的負面畫面。假使你這麼做，你就是很擅長把自己搞得「感覺很糟」。我治療過的一些人，簡直就是「感覺很糟」這領域的博士，堪稱是專家。可悲的是它不會帶來任何改變，事實上反而把機會的大門關上了。

第二件事是，當你眞心說了什麼話，就會產生效果。當班德勒在台上低沉有力地爆粗口，他是眞心的——相信我，他眞的說服力十足！

就跟我們把圖像畫面、甚或時間儲存在空間一樣，內在聽到的各種聲音和語音也有空間方位。試試以下的練習。跟前面一樣，先從頭到尾讀一遍，然後照著做：

讓自己聆聽內在的負面批評（如果有的話），或想想某人曾對你說過、讓你遭受打擊的羞辱言論。

留意這言論明確地從哪個方向來。從你背後來，直接對著你的左耳，還是右耳，又或是從正前方來的？留意它從哪裡來。也留意它給你什麼感覺，以及你身體哪個部位感覺到它。

現在想像某個說話聲音很搞笑的卡通人物或電視電影人物。也許是達菲鴨、史酷比、唐老鴨都沒關係，只要想到它會讓你發笑即可。讓那個人物直接對你簡短說一句話。譬如我的史酷比會說：「哈嘍，珍妮，我是史酷比，嘟比嘟，你好嗎？」甚至會配上史酷比出場的背景音樂。現在就開始想像，看看這聲音是從哪個方向來。從你背後，直接對著你左耳、右耳，還是從正前方來？也留意它給你什麼感覺，以及你身體哪個部位感覺到它。這個聲音跟第一次的聲音的差別何在？

接著，用這卡通人物的嗓音把第一次的話語說出來，也就是一字不差地說出你內心負面的批評。重複幾次，然後留意那個聲音從哪個方向來，以及給你什麼感覺。

當你花點時間正確地做這個練習，你很可能會發現，令人難受的不是你對自己說了什麼**內容**，而是你說話的**方式**。你的負面聲音太有說服力了！當你用卡通的聲音說同樣的話，你簡直會噗哧笑出來；它完全不可置信，完全不具同樣的效果。這現象意味著，話語的意義唯有**你**能賦予，而這取決於你聽到或接收那些話的方式。因此，當你改變你對自己說話的方式和內容時，效果將相當驚人。

如果你希望自己對某件事很在行，那麼**現在**開始對自己說，你對它很在行。你當然還是得去學習相關技術，但你必須相信並說服自己辦得到。想出一句聲明或肯定的話，來具體界定你是誰、你想如何過生活。每天早晨在浴室盥洗時，看著鏡中的自己，把你這句聲明大聲說出來——向宇宙發送出去，你會驚訝地發現，它會迅速迴向你。我們將在後面章節詳談這部分。

神經語言學無非關乎態度和選擇。我喜愛思維場療法，每天跟個案一起工作時，不論是一對一或在研討會上抑或訓練中心，我都會運用和教授這技巧，效果好得驚人。當思維場療法結合我在此介紹的神經語言學，效果更是顯著。除了消除負面思維、情緒和感受（甚至是最恐怖的事件所帶來的那些感受）之外，還能打造全新的一套技巧和處理信息的方式，讓你擁有豐富的全新可能性與選擇，過你天生要過的生活，這一切都是可能的。沒有人天生注定要受苦，包括你在內。

你的情緒工具箱

如果你爲某個問題所苦，接下來幾章的內容就是要讓你進行自我治療用的，根據的是你至此爲止從這本書裡學到的一切爲基礎。你也許已經注意到，單單只是把這本書從頭讀到這裡，你在感受方面已經有重大的改善；不論如何，你只要挑選跟你最相關的章節，把個別的練習從頭做到尾就是了。把這本書當作情緒工作箱，同時留作日後參考。

自此以後的每一章，實際上都是「各自獨立」的。換句話說，如果你的問題是焦慮，你不需要讀如何消除恐懼症那一章；你只要直接翻到消除焦慮那一章，從頭到尾讀一遍。不過話說回來，你也許會需要在稍後的階段運用其他章節，或者是爲了幫助他人，因此，這本書是値得保存的重要資源。

接下來的每一章都會重複提及一些你已學會的概念，這是爲了方便起見，如此一來，你要進行某個練習或治療時，不需再往前翻閱。

意向

以下各章不管哪一章適合你，帶著開放的心靈與**意向**去接觸它，便能獲得最佳結果。我從治療中發現，不管使用哪種技巧，秉持正確的**意向**是成功的關鍵。你的信念的力量強大無比，因此，你不妨相信你可以有效地運用這些技巧，得到最大的好處。

我希望你騰出一點時間，閱讀以下摘錄自薩提爾的《沉思靈想》的一篇文字。讀的時候你可以沉思冥想，但不必閉上眼躺下來。你可以一邊讀一邊反思，而且獲益無窮。

> 現在請開始接觸呼吸。調整一下姿勢，令身體感覺到更舒適。妥善地預備好自己，邀請你的身體吸入新的經驗和新的啓示。讓自己開放、鬆弛。別忘了讓自己不論看到和聽到什麼，都先去嘗試，要是內在的聲音說適合，那你就吸收。

此刻，你可否允許自己，回想在過往生活裡的成就？你知道，你的前程在等著你去加添色彩。你能否讓自己醒覺，每個人都那麼的多姿多彩，共處在這宇宙間的同一行星上，相互學習？

雖然我們的要求很多，我們仍然可以學著做一個快樂、充實以及自我尊重的人。或許，這些不一定能完全做到，但這並不說明我們沒有這種能力，只是還沒有發現，或不明白怎樣運用而已。每一個人都具有這種潛力。

給你左腦一個愛的訊息，一個有力的愛的訊息。因爲你的左腦還不知道，在你學習中，你的右腦將會幫助你。

現在請睜開你心靈的眼睛，醒覺到你的身體——這座華麗的聖殿，不凡的奇蹟。輕鬆平穩地坐在座位上，清楚地感覺到兩腳踏著地板。此刻，你若覺得身上稍有緊張的地方，就深呼吸，並要呼吸到達全身的每一個部份。若你覺得身上仍然有點緊張，對那部份微笑，讓那部份的緊張拉力跟著呼氣逸去。

請注意，不管你有沒有覺察到，呼吸是自然運作的。此刻你坐在這裡，預備學習新的東西，可否爲你的呼吸添加一個鼓勵的色彩？它會傳遍全身，充滿身體的每一個部份。請歡迎這個鼓勵你的色彩，它充實了你，它滋養了你。

試著接觸、感受你的呼吸，通過呼吸感覺自我的滋養。

好，走進心底深處，給自己一個自我欣賞的訊息。允許自己把以往曾擁有的而如今已不再適用的東西放下。柔和地向它們道別，讓它們離去。接觸你現在擁有且最適合你的東西。允許自己增添需要的。

帶著自我欣賞的情懷，你現在已準備好接受今天的學習。[7]

——維琴尼亞·薩提爾

7 譯註：此篇文字引自《沉思靈想》，張老師出版社，一九九三年。

第四部

思維場療法實作範例

消除恐懼症

根據美國精神醫學學會的定義，恐懼症是「對某物體或情境產生一種非理性或過度的恐懼，多數情況涉及受到危害或傷害的感覺」。恐懼症的一大特色是對某情境或物體產生不成比例的過度懼怕。

如果你爲恐懼症所苦，那麼以下某幾個生理症狀你應當不陌生：

- **反胃或作嘔**
- **呼吸困難／窒息感**
- **頭昏眼花**
- **胸悶**
- **心跳加速**
- **血壓上升**

● 暫時性手腳麻痺
● 大致上失去日常功能

你被這些生理症狀折磨的程度，無疑取決於恐懼症的嚴重程度。即便是輕微的生理反應都相當令人身心衰弱又處處受限。大多數有恐懼症的人都知道那恐懼是沒有理性根據的，但他們認為，保有恐懼症可以保護自己的安全。我認識一名有鯊魚恐懼症的人（誰沒有鯊魚恐懼症呢？）她從來不在海裡游泳。我曾提議幫她消除恐懼症，但她絲毫不考慮，因為她深信恐懼症阻止她到海裡游泳，因此保護了她的安全。從邏輯上說，即便沒有鯊魚恐懼症，你也不會刻意在有鯊魚出沒的水域游泳。你必須信賴天生的本能會保護自身的安全，消除恐懼症絕不會抑制自我保護的本能。打個比方說，假使你消除了懼高症，並不代表你不再懼怕高處，你就會爬到高樓頂層往下跳。

消除恐懼症絕不會抑制你天生的生存本能，也不會減損你面對某些情境做出反應以保護自己的能力。

多年來，很多患有不尋常恐懼症的人來找我治療，從懼怕蝴蝶或氣球到烤過的豆子等都有。以下是一些常見的恐懼症：

蜘蛛恐懼症	懼怕蜘蛛
社交恐懼症	懼怕在公開場合說話並且收到負面回饋
高空恐懼症（又稱飛行恐懼症）	懼怕飛航
廣場恐懼症	懼怕無法逃脫，開闊空間或擁擠空間都是
幽閉恐懼症	懼怕密閉空間
懼高症	懼怕高處
嘔吐恐懼症	懼怕嘔吐
雷電恐懼症	懼怕大雷雨
死亡恐懼症	懼怕死屍
不潔恐懼症	懼怕細菌

我們天生會有的恐懼是懼高。當我們在成長過程中藉由認識周遭環境，並且知道如何保護自己的安全，這種恐懼就會消退；當某人有懼高症，代表這個正常的學習歷程沒

有出現，對高處的恐懼就會一直存在。除此之外，其他的恐懼症都是經驗造成的，所以是「習得的」。恐懼症甚至不是個人經驗的結果。且讓我舉例說明。

我有個個案有青蛙恐懼症，她長期爲此苦惱，每年的某些月份她甚至足不出戶。我跟她聊了一會兒，了解這恐懼症是何時開始的，以及她是如何「學到」這種恐懼的。她告訴我，她本身並沒有被青蛙嚇到的恐怖經驗，而是她的母親有很嚴重的青蛙恐懼症。她的母親絕不容許家裡有青蛙的形象或圖片出現，甚至連家裡的百科全書和所有書籍都要檢查，一發現有青蛙圖片都要剪掉的地步。她母親一想到家裡有青蛙圖片就不能成眠。他們一家人若外出到可能有青蛙出現的地方，她母親很容易恐慌發作。結果我的個案從很小的時候就很怕青蛙。

第一次會晤後，我帶她到戶外花園裡，在溫暖的暮色中，她試著凝望水池，看看有沒有蛙卵或青蛙。這過程對她並不好受，但她能夠在沒有恐懼反應的情況下做到了。第二次會晤之後，她寄給我一封可愛的電郵中寫道，她買了個柔軟的青蛙玩具擺在臥房，還有一個青蛙磁鐵吸附在冰箱上。接下來在這一章裡，你將學會如何爲自己消除恐懼症。

消除恐懼症後，你該期待什麼？

充分了解治療之後的可能結果很重要。舉例來說，假設你要治療狗狗恐懼症，那麼如果你以爲從此以後你可以靠近任何狗，還能親熱地把牠抱在懷裡，這樣的預期並不明智，即便是最挑剔的愛狗人士也一樣。換句話說，消除懼狗症並不代表你突然間會喜愛所有的狗；事實上你可能還是很討厭狗。實際上這只代表你能夠看著狗，知道自己不太喜歡牠，但**不會**對牠產生恐懼反應或任何生理反應。這跟你看見你討厭的其他東西一樣，沒有差別。

我曾經有過輕微的飛行恐懼症；我現在已經消除了那種恐懼，但我還是不喜歡坐飛機。我也不喜歡醋栗，但這沒什麼大不了。唯一的差別是，不吃醋栗不會妨礙我去旅行，所以我不需面對不吃醋栗就不能旅行的處境。但是如果我非得吃醋栗才能到澳洲去，那麼我肯定會吃。

我曾經治療過患有蜘蛛恐懼症的人，據說她曾經半夜在浴室發現蜘蛛，嚇得打電話給朋友，等朋友來到她家把蜘蛛抓走，她才敢進到屋內。就連看到被關在罐子內的蜘蛛，她也反應劇烈。我們結束治療後，（當我們把蜘蛛放出來，讓牠在地毯上爬——純粹是爲了錄製電視節目！）她可以把一只杯子罩在蜘蛛上，在杯口下方處滑入一張紙，把蜘蛛移到屋外放生，看著牠驚惶地爬走。大約一星期後，她寫電郵告訴我，恐懼症並未消失，前一晚她又在浴室裡發現一隻蜘蛛，但她拿一口杯子罩住牠，把牠移到屋外，她覺得蜘蛛還是「很恐怖」。事實上，這不叫恐懼症，只算是一個很討厭蜘蛛的人。我問她接受治療之前，她有沒有辦法自行把蜘蛛抓到屋外，她說絕對不可能！恐懼症消失了；留下來的只是她對蜘蛛的厭惡。

所以，就從在心裡設定這個目標開始。你可以消除你的恐懼症，因而在特定情境裡，你可以（願意的話）維持對某事物的一種健康的厭惡，但你不會有恐懼症的反應。過一陣子，你甚至會忘記你曾經討厭它，事實上還會愈來愈能忍受它。

七步驟

請仔細照著以下七個步驟做，需要的話，翻回前面的章節溫習一下。務必找一個安靜的地方來做，讓自己可以全神貫注地進行。把這個過程想成眞正的治療時段。我不會在百忙中找個五分鐘空檔來對你進行治療，所以，你也要騰出一段時間來完整地進行這些步驟。這也許要花上二十分鐘至一小時，而且你會希望再找另一個時間重複這七步驟，以強化你的改變。慢慢來，不要急，想做幾次都可以。

找個你感到安全穩當的空間來進行很重要。如同前面所述，假使你需要一些輔助才能進入思維場，你也許要備妥筆電或其他可以顯示圖像或電影的工具。

這些步驟的順序也很重要。如同前面的說明，最徹底的作法是在消除實質的恐懼症之前，先回到過去，去除恐懼症的**肇因**，繼而消除**現在**的恐懼，接著再消除**將來**的恐懼。我們將以思維場療法爲主，但會結合神經語言學來完成整個療程。

現在，走進心底深處，給自己一個自我欣賞的訊息。允許自己把以往曾擁有的、而如今已不再適用的東西放下。溫和地向它們道別，讓它們離去。接觸你現在擁有且最適合你的東西。允許自己增添需要的。

「帶著自我欣賞的情懷，你現在已準備好接受今天的學習。」

——維琴尼亞・薩提爾

步驟1—4

步驟1—4關乎準確地回顧你的問題發展至今的來龍去脈。如果我要治療你，這正是我會進行的事。請完成每個階段，需要的話，讓自己閉上眼睛，花片刻時間「進入」內心，真正去感受那些情緒。

▼步驟1：辨認恐懼症

這聽起來很顯而易懂，但你還是要確認自己具體知道要處理什麼：譬如說，「害怕動物」就太模糊；想一想具體而言，你最怕什麼動物。說不定你需要從某個籠統的恐懼「拆解細分」（chunk down）至最深的恐懼。

寫下你的恐懼症。

當你想到那恐懼症時，主觀困擾程度指數會是多少（從1到10）？也把這分數寫下來。

▼步驟2a：想想你頭一次有這個恐懼反應的情況

回想你有恐懼症之前的時光，追溯你習得恐懼反應的確切時間。由於發生了什麼事，所以你學到那樣的反應？我認識一名長期患恐蛇症的婦人，在她大約十歲時，她哥哥曾把一條塑膠蛇扔向她，她嚇得大叫，舉手亂揮，結果那塑膠蛇飛落到她的大腿上；從此以後，她就有了恐蛇症，即使她除了在電視上看過之外，從沒看過真正的蛇。

寫下何時發生的、或發生了什麼事——回想確切發生的經過。用主觀困擾程度量表來計分，並寫下分數。

▼步驟2b：回想第一次的反應給你的確切感受是什麼？

你當然會感到恐懼，但還有其他什麼感覺呢？氣憤或暴怒？尷尬或羞恥？

寫下你具體的感受。

▼步驟3：想想你後來被恐懼症折磨的情形，或者曾經發生的事

如果除了最初的觸發事件之外，並沒有其他情況發生，請跳到步驟4。事件的歷年

先後並不重要，只要按嚴重程度依序列出，並用主觀困擾程度指數給分。

▼步驟4：想想你目前的恐懼

盡可能讓自己（需要的話，利用道具或影像）置身引發恐懼的情境中，然後用主觀困擾程度量表計分。把分數寫下來。

基本治療

現在你有了明確的病史，可以開始進行治療了。

回到步驟2a和2b，看看你的經驗牽涉什麼情緒，從以下幾個序列裡挑選最合適的一項。

假如以下的治療序列沒有充分奏效，你也試過所有的矯正療法，那麼翻到第125頁的表格，根據你的感受挑選一個更適切的法則。

在此我將帶領你進行這些基本治療，如果你需要更詳細的解說和提醒，請溫習前面關於思維場療法標準程序的章節。

基本創傷和恐懼 eb e a c 9g sq

帶有暴怒的創傷 eb e a c oe c 9g sq **或者** eb oe e a c 9g sq

帶有氣憤的創傷 eb e a c tf 9g sq **或者** eb tf e a c 9g sq

帶有尷尬或羞恥的創傷 eb e a c un ul c 9g sq

請挑選正確的序列，然後調諧進入思維場中，想想造成你的恐懼症的起因，或最初的那起事件或創傷。我將用基本創傷法則來說明，但你可以選擇其他的序列法則來替代。

規則：

1. **調諧進入思維場，以主觀困擾程度量表為你的感受評分，如果分數和先前的不一樣，把它寫下來。**
2. **當作你有心理逆轉來進行治療，敲擊你的手掌側邊（sh）和鼻下（un）各二十**

次；接著按eb e a c這個序列敲打。

3. 再用主觀困擾程度量表評分。如果分數下降，那麼就繼續步驟4；如果沒有，則進行矯正療法（參見第79頁），然後重複步驟2。

4. 進行九步廣效治療：

◎持續敲擊廣效點，與此同時：

◎閉上眼睛／張開眼睛（眨眼的動作拉長）。

◎頭保持不動，只轉動眼球，把眼球轉到右下方，再轉回中央。

◎把眼球轉到左下方，再轉回中央。

◎把眼球轉到下方，好似看著鐘面的六點鐘刻度，接著轉到九點鐘刻度，然後十二點、三點，按這方向轉一圈，彷彿你把鐘面上的每個數字凝視一遍，最後回到數字六。

◎按照與上述相反的方向，將眼球轉動一圈。

◎哼出一段曲調（譬如一段音階，或者「生日快樂歌」）。

◎數出一到五的數字。

◎再哼出一段曲調。

5. 重複eb e a c這序列。

6. 再次進行主觀困擾程度指數的評分。如果分數下降，那麼重複步驟1到5，直到分數降到2或更低。如果分數沒有下降，就按照第79頁的技巧矯正心理逆轉，然後重複步驟5。

7. 當指數降到2或更低時，請進行眼球轉動：

◎持續敲擊廣效點，至少敲三十下，與此同時，頭保持不動，眼球盡可能向下看。一面敲擊廣效點、一面慢慢轉動眼球，由下往上轉動，直到眼球向上朝著眉毛方向看。

矯正療法：

如果主觀困擾程度指數沒有下降，那麼就是發生以下四種情況之一：

1. **你沒有進入思維場。**
2. **你用錯了序列。**

3. **你處在心理逆轉狀態。**

4. **你受毒素汙染。**

先檢查前兩個情況是否發生，然後再矯正心理逆轉。先試著從第一個穴位（敲打手掌的側邊）進行矯正療法。如果這樣做還是沒效果，你才需要運用其他方法。關於矯正療法的詳細說明，請參見第79頁。

◎ **輕敲手掌的側邊（空手道手刀的劈砍點）二十幾下。這就是第一階段。**

◎ **手指從肩膀處沿著左鎖骨下方往胸部中央按壓。假如你發覺有個點會痛，就以朝胸口劃弧的方式輕輕地揉按那個點，直到那痛的感覺平緩為止。**

◎ **輕敲鼻子下方的穴位二十次。這是階段二。**

◎ **進行鎖骨呼吸法（見第81頁）。**

當你想到過去的事，情緒反應已減弱到可以忽略，則繼續步驟3。步驟3列出了你過去苦於這恐懼症的所有經驗。假如除了最初那起事件之外，沒再發生其他狀況，那麼就繼續步驟4。

如同先前提過的，處理任何情緒就好比剝洋蔥，一層一層剝除很重要。不要偷懶，有條理地切實去做。運用我剛才說的同樣一套程序來消除最初創傷——換句話說，辨認情緒，挑選序列法則，用主觀困擾程度量表評分，然後按上述的相同程序進行。你必須寫下每一「層」的訊息，這會幫助你專注並進入思維場。你也必須記下著手之前的主觀困擾程度的指數。僅記一點，這無關乎按年代來追憶；而是以最嚴重或創傷事件來排序。主觀困擾程度指數高於三的情緒都必須治療。

當你把過去事件盡數治療完畢，繼續步驟4：你目前的感覺。你說不定會發覺，清除掉過去創傷後，主觀困擾程度指數便降低了。花片刻時間，走「入」內在，想想恐懼症發作最糟糕的具體情況為何。將它拆分成多個小部份（chunk down）在此很重要；舉例來說，假使你有飛行恐懼症，你必須檢視飛行的整個過程以及相關的一切，從前往櫃檯報到開始，通過安檢、登機、看機上的飛安須知宣導影片、機艙門關閉的一刻等等。引起恐懼症發作的「觸發因子」可能很多，也可能只有一個。如果你要處理打雷恐懼症，你也許會想像雷聲伴隨著閃電，白天打雷還是夜裡打雷比較恐怖，或是你獨自一人時才覺得恐怖。從最恐怖的情節著手，用主觀困擾程度量表評分，先從它開始。寫下所有的觸發點和確切的主觀困擾程度指數，然後逐一進行治療。你也許會注意到，把某幾個情緒消除掉之後，其他的會自動降低或消失。

籠統的焦慮／恐懼的法則是 e a c 9g sq

如果你並不只是單純的害怕，而是更複雜的情緒，那麼你需要用以下的序列之一——或是第125頁的序列之一，或許那個表格的描述更貼近你的情緒狀態：

基本的焦慮和恐懼 e a c 9g sq

帶有暴怒的焦慮 e a c oe 9g sq **或者** e oe a c 9g sq

帶有氣憤的焦慮 e a c tf 9g sq **或者** e tf e a c 9g sq

帶有尷尬或羞恥的焦慮 e a c un ul c 9g sq

運用第194頁的規則1至7，對必然的所有觸發點和目前的恐懼施加治療，直到你一想起那個問題的各個方面，它們的主觀困擾程度指數都在2或以下。

現在你可以進行下一階段的治療了。

▼步驟5：未來

現在你也許消除了恐懼症，它很可能永遠消失了，不過且讓我們確認你也把它從未來去除。因此，假若你在任何時候面臨從前的恐懼症時，你都知道它已經消失。進行這個步驟時，你要把思緒拋向未來。

- **在腦海裡想像，未來某個時間，你又陷入那引發恐懼的情境，也許是十二個月後。如果你感覺到有任何情緒的主觀困擾程度指數是3或更高，把它寫下來。**
- **挑選最合適的對治焦慮序列法則，並按照規則1至7（第194頁）進行，直到主觀困擾程度指數是2或更低。一如之前，這過程說不定很像剝洋蔥，牽涉的情境可能只有一個或很多個。請不厭其煩地仔細清除。**
- **驗收成果：想像你會面臨從前的恐懼症的所有情境。記得，假使你置身令你恐懼**

的情境，任何程度的焦慮冒了出來時，你可以當場立刻用對治焦慮的序列法則來清除它。

有時候只運用想像或 YouTube 很難充分進入思維場。飛行就是個好例子。通常來說，我可以在治療室內為個案消除每一絲恐懼，但個案若是緊接著就要搭飛機，他／她在治療室無論如何就是難以舒坦。這就是學會基本焦慮的序列法則和心理逆轉的矯正療法為什麼很重要的原因，學會之後，每當你需要它，你就可以隨時「追加」治療。我治療過的一些演講者或演員，在每次上台之前，都會運用焦慮序列，因為每一次的當眾亮相都是全新的經驗。單單知道自己握有祕密武器，而且就在指尖，就非常令人安心。

幾年前（在我擁有現在的心理治療技巧之前），我背部長期有毛病，最後導致得接受脊椎融合的大手術，亦即從腰間取骨，移植到脊椎進行融合。手術後我疼痛萬分，這期間還要照顧兩個年幼的孩子，日子過得很辛苦，身心壓力很大，晚上總失眠。幾個星期後，我去找醫生，醫生開安眠藥給我。當晚我把藥放在床邊，對自已說，「我倒要看看不吃藥能不能睡得著，反正藥就在旁邊，需要的話隨時拿得到。」結果失眠的焦慮消失無蹤，我一覺到天亮，根本沒吃藥。藥對我來說，就是給我一份篤定安心的感覺，需要之際舉手可得的一項資源。知道如何使用思維場療法也是同樣的道理：如果面臨會引發恐懼的情境，你知道你的藥方（以思維場療法的形式存在）就在指尖上。

注意：基本的焦慮序列 e a c 9g sq 對大部分的恐懼症者都適用，但請記得，譬如說在飛機上遇到亂流，或者看見爬行的蜘蛛，適當的序列會是 a e c 9g sq，參見第125頁表格。

假如你正確地完成這些步驟，大抵就不再有恐懼症。然而如果它根本還在，或者在某個程度上還在，那麼就用以下的技巧來徹底消除它。

如果你發覺，使用思維場療法絲毫沒有消除恐懼，那麼你需要尋求思維場療法診斷專家或語音科技專家，診斷你是否受毒素（IETs，見第113頁）干擾。

每天早晚務必進行鎖骨呼吸法（第81頁），當成每天的例行功課，而且從早到晚時

常敲打手掌側邊，讓自己脫離心理逆轉的狀態。

▼步驟6：快速對治恐懼症的療法

這是神經語言學最早期的技術之一，不管是單獨作為一個療法或者作為思維場療法的輔助工具都非常有效。這過程需要五至十分鐘，端看你需要重複這個練習幾次，對於以視覺思考（右腦發達）的人格外有效。進行的時候，讓自己舒服地坐著，整個人很放鬆，如此可以專注於你的心靈。進行之前，請先用主觀困擾程度量表評分。

想像你走進一家空無一人的電影院。選前排中央的坐椅坐下，看著空白的銀幕。

想像自己像靈魂出竅似的從座位上離開，飄到後面的放映室裡，從放映室中可以看到自己坐在前排座位上盯著空白的銀幕。

想想你的恐懼症，接著捕捉恐懼症將要發作的那一刻，把它定格，當作靜止的畫面，以彩色的方式放映到銀幕上。這是你恐懼症發作之前的一刹那。

從放映室的安全有利位置，播放你恐懼症發作的整段影片，看著你自己把那影片從頭看到尾，直到整個放映結束，而且你看到自己很安全。接著把電影播放完畢你很安全的這個畫面定格，把它變成黑白畫面。

現在飄回你的身體裡，把這部影片再看一遍，這一回當成這影片是透過你的雙眼拍攝的。

電影播放完畢時，定格在最後的畫面，再次把它變成黑白，然後走入那畫面裡，讓自己完全融入其中，透過雙眼看著你會看見的，感覺你會感受到的。接著把電影快速倒轉，仍以黑白方式，然後配上搞笑的卡通式配音（這會兒它看起來、聽起來很像卓別林的電影效果，不過不打緊）。在倒轉到盡頭時，定格在一開始的畫面（就像最初一開始那般，只不過現在是黑白的）。

這時，快速地想像銀幕完全變成白色。

走出空白的銀幕，坐在原先的座椅上，看著你的白銀幕。

測試一下，看看主觀困擾程度指數是否下降。如果它超過2，那麼重複這個過程，直到完全沒有恐懼的反應出現為止。

你也許會想用其他一些技術來強化你達成的改變，譬如前面描述過的閃變模式或旋紡。尤其你可能會希望設定一個強大的心錨，錨定在自己曾感受到十足安全的時光：

1. 向後靠坐著，閉上眼睛，回想你感覺到無比安全的一段時光。無論多久以前、與誰在一起、在何處或者發生什麼事都無妨，只管把那份感覺分隔出來。如果你實在回想不起來，那麼就去想像徹底安全無虞的狀態會是什麼感覺。如果你是用視覺思考的人，想像一個畫面，把它放大，變得明亮、大膽而且更多采多姿。如果你是用聽覺思考的人，想想你聽到的一切，用最優質的環場音效來想像聲音與畫面。想想你體內哪個部位感覺很安全，也許是胸口，也許是肚子；儘管留意你如何「進行」安全的感覺。
2. 現在帶著那安全的感覺，想像你把它加倍會是什麼樣子。沒錯，想像雙倍的安全感受。感覺甚至更棒了，那畫面、聲音和情緒合力提升了你的感受，把你帶到另一種層次的安全。
3. 持續把這美好的感覺加倍，直到你徹底被這排山倒海而來的安全感受淹沒，當你沉浸在無比美妙又安心的感受裡，覺得自己容光煥發之際，將右手握拳，把這拳

頭想成「安全」按鈕。

4. **把腦袋淨空一會兒，想像一下藍色的香蕉，然後再迅速切回那美妙無比的感受，同時將右手握拳。接著繼續把美好感覺加倍，直到你再次淹沒在美妙感受中（縱使是假裝的，也照做無誤）。當你又達到方才那美妙境界，右手再次握緊拳頭。**
5. **持續進行步驟3和步驟4，利用握緊拳頭來產生排山倒海的快樂感受，接著切入另一個思維，繼而再回到美妙感受，每一次達到「巔峰」的美妙感受時，都要握緊拳頭。至少進行五或六回。**

握拳成了你的「心錨」的開關。如此一來，每當你握拳，你的大腦就會與這種快樂安全的感受相連結。

今後會如何？

現在你消除了恐懼症，你應該能夠毫無恐懼地面對先前會引發恐懼的情境。然而，這不代表你會喜歡這個情境（雖然你也可能會喜歡！），不過因爲恐懼症消失了，你感覺到又可以自我掌控了。確認你學會了基本的心理逆轉矯正療法以及對治焦慮的序列，萬一恐懼症復發或遇上類似情境，你已備齊所有工具。

↙案例：凱莉

前面提過，不久前我和中部電視台合作過一個節目，觀眾可以帶著自己的問題來報名，我會「讓他們的生活改觀」。結果報名者多到製作單位應接不暇，而且以恐懼症居多數。我很樂意在此分享我們挑中並進行錄製拍攝的一個個案。

凱莉長期有針頭恐懼症，她的產期將至，也已經有個年幼的孩子需要接種疫苗。她嚇壞了。我們一行人帶著攝影機抵達時，對於即將展開的治療她顯得有點焦慮。她的母親和丈夫也在場，告知我們凱莉的恐懼症發作時，簡直整個人癱瘓。主持人艾利森帶來一些消毒過的針頭，好讓我們模擬打針，幫助凱莉進入思維場。凱莉一看到那些針，立刻拔腿奔向廁所，把自己鎖在裡面，控制不住地大哭。攝影組試著安撫她讓她鎮定。我們說動她走出廁所，我開始為她敲打穴位。不到一分鐘，她的呼吸平緩下來，也停止啜泣；不到五分鐘，她所有的恐懼跡象消失無蹤。我跟凱莉進行了其他一些練習和觀想（尤其是因為我們有幾分鐘的播出時間要填滿），但基本上光是思維場療法就「瓦解」她的恐懼症，只消幾分鐘。讀者別光聽我說，不妨親自上網www.powertochange.me.uk查證。

↙證詞：泰瑞——當眾演講恐懼症

親愛的珍妮，打從妳治療我的當眾演講恐懼症之後，我想告訴妳，我的近況如何。昨天我「被迫」上台，站在一百個人面前做詳細的業務報告，長達一個鐘頭，觀眾全是「技術人員」。上台報告之前的那個禮拜我並不好過，我必須代表我團隊裡的幾個技術部門，報告我所了解、但並非我專長的資訊。說來奇怪（也許沒那麼奇怪），我竟然鎮定地走上台，流暢地進行長達一小時的報告。之後很多人給了我很棒的正面回饋。原本了解我先前「狀況」的人，都發現我大幅好轉。他們說我彷彿長久以來就是這種表現，一點也不緊張，而且充滿自信，掌控全局。我甚至說了幾句玩笑話，逗得聽眾哈哈大笑。

該計畫的主任也在場，報告結束後他特意前來跟我說，他很滿意這項自信滿滿、具有遠見又有長期策略的計畫，並感謝我做了這樣的報告，讓他覺得我們上星期贏得兩千萬歐元的合約很值得。（這傢伙難纏出了名，通常是能不打交道就不打交道的。）

不論如何，我的潛意識裡顯然發生了什麼事，我衷心感謝妳！事實上，坦白說我很喜歡現在的自己！

我真的非常感謝妳！這問題困擾我很多年，下星期我將有另一次大型簡報，我甚至一點也沒放在心上！

↙證詞：艾蓮——幽閉恐懼症和害怕飛行

我記得小時候有過零星的幾次幽閉恐懼症發作，但從二〇〇二年起，發作得愈來愈頻繁。那「發作」非常真實：心跳加快，呼吸急促、口乾舌燥、極度恐慌。幽閉恐懼的情況嚴重到幾乎把我的生活毀了，到了二〇〇七年，我甚至不敢在公廁鎖門，不敢進到家裡的酒窖或車庫，也無法坐在兩門的小車後座，也不敢進到大型百貨公司，因為看不到出口，更不敢坐電梯或坐公共運輸工具。

二〇〇八年二月，我的好友要結婚，他們宣布要在墨西哥辦婚禮！我不想讓他們失望，但我知道在飛機上我的幽閉恐懼症會發作，根本去不成。我知道上飛機後，當機門一關上，我就會開始恐慌。這真的很荒謬，我以前還搭機飛過好幾次。我為自己的蠢樣發愁，決定要求助。

我雖然試過瑜珈吐納技巧、放鬆錄音帶和催眠，但為了應付日常生活，我已經一籌莫展、毫無頭緒。然後我遇到珍妮。

她傾聽我的狀況，要我想像自己坐在機艙內看著機門關上。在1到10分的量表中，我的恐懼破表；熟悉的恐慌感全都不知不覺冒出來。然後她開始在我的臉部和上半身各部位敲打，在她不斷敲打過程中，驚恐的感覺似乎減少了。

接著在十五至二十分鐘內，她和我一起關在我屋內樓梯下的一個小櫥櫃內，我納悶自己以前到底在怕什麼。我又死不了！

當我們倆從櫥櫃出來（現在說起來真得覺得很蠢），她問我二〇〇二年是不是有什麼關鍵的事發生。我說我母親那年過世。於是，當我想著母親離世及令我悲傷的一些事時，她繼續用略微不同的方式敲打我的身體。我哭了出來，之後我感覺如釋重負，打從那天起，我想起母親時，總流下喜悅的淚水。我的幽閉恐懼症也完全治癒了。

我遇到珍妮那天，是我生命的轉戾點。我不敢想像如果我沒有放手一搏跟珍妮聯絡的話，我的生活會是多麼悽慘。我不相信奇蹟，但是如果要描述我遇到珍妮那天發生的事，我唯一想得到的字眼就是奇蹟。

珍妮，謝謝妳治癒我的幽閉恐懼症，我感激不盡，但妳給我的最大禮物，是教會我那些可以應用到生活中其他方面的技巧，我甚至可以示範給其他人看，藉此幫助更多人。

消除焦慮

從惱怒到令人心神耗弱的恐懼都算是焦慮。很多恐懼症都是基於焦慮，通常恐懼症患者自然而然會出現焦慮的行爲模式。英國的全國恐懼症協會（National Phobic Society）目前已經改名爲英國焦慮協會（Anxiety UK）。

焦慮所呈現的一些生理症狀包括：

- **肌肉緊繃**
- **頭痛和莫名其妙的疼痛**
- **胃不舒服——噁心**
- **腹瀉**
- **心律不整**
- **高血壓**

- **盜汗或臉潮紅**
- **持續的負面思維和感覺**
- **對不愉快的小事反應過度**

有些人明確知道令自己焦慮的原因何在，有些人則毫無頭緒。身爲治療師，我發現無時無刻不焦慮的人，一般來說若不是「情緒桶」滿溢，就是毒素含量高。

你必須以某種方式處理訊息，才會「進行」焦慮——換句話說，跟你「進行」快樂的方式是不一樣的。你一旦消除焦慮，可以繼續使用敲打穴位法和以下描述的其他技巧，來學習如何天天打造新的思考和行爲方式。

放開你的焦慮

有些人選擇保有焦慮，因爲他們深信焦慮感可保護自身安全，就像很多恐懼症患者所認爲的那樣。你必須信賴天生的本能來維護自己的安全，當你消除焦慮後，這些本能絕不會被抑止。我們與生俱有「戰鬥或逃跑」的反應：這是一連串新陳代謝和化學變化，當面臨危險時就會有這些反應，譬如瞳孔擴大、血流量增加和心跳加快等等。當人類靠狩獵採集維生時，需要這種反應來獲得額外的能量狂奔，不管是爲了追捕獵物或拔腿逃跑以免淪爲野獸的獵物！當我們持續處在焦慮中，就是長期處在戰鬥或逃跑的狀態，這對內分泌（賀爾蒙）系統產生莫大的壓力，會危害身體健康和導致疾病，使得我們更焦慮和緊張。消除焦慮極有益於身體健康。我將會示範的思維場療法也有助於你，即便你已經消除了焦慮，你也因此擁有必要的工具，假設將來遇上可能引發「焦慮」的情境時，可派得上用場。

記得一點，感到些許焦慮不僅正常，而且很有幫助。你不妨問問體育選手願不願意在登場比賽時免除焦慮，他們會說不願意，他們會好好利用焦慮感來獲得最佳優勢。我治療過一些演員，這些人都說，當有一天他們不感到絲毫焦慮時，就是不在乎表演了。他們不要完全沒有焦慮感，他們只要消除過度的焦慮，過度焦慮不但無助於提升表現，阻礙優秀的演出，事實上會讓他們被恐懼絆住。這就是你要消除的焦慮。

消除焦慮的治療和恐懼症的治療很相似。通常都潛藏著導致焦慮的單一事件或一連串事件。請仔細地依照標準程序進行，需要的話，翻到前面的章節溫習一下。確認你身處於一個安靜的所在，好讓自己心無旁鶩地專注於你要做的事。把這過程想成是正式的治療時段。我不會在百忙之中抽出五分鐘空檔對你進行治療，因此，你也要爲自己騰出一段完整的時間進行這個程序。它大約要花二十分鐘至一小時，端看你焦慮的程度，或者有多少事情令你感到焦慮。你也許會另找時間重複進行這些程序，以強化你的改變。慢慢來，需要多做幾遍就做幾遍。

找一個讓自己感到安全又安心的空間來進行，這一點非常重要。

現在，走進內心深處，給自己一個自我欣賞的訊息。允許自己把以往曾有擁有的，而如今已不再適用的東西放下。溫和地向它們道別，讓它們離去。接觸你現在擁有且最適合你的東西。允許自己增添所需要的。

「帶著自我欣賞的情懷，你現在已準備好接受今天的學習。」

——維琴尼亞・薩提爾

步驟1—4

問自己以下的問題，用主觀困擾程度量表評分，並把分數記下來。

▼**步驟1：你最焦慮的事是什麼？**

▼**步驟2a：你頭一次有這種焦慮是什麼時候？**

▼**步驟2b：你這一次感受到的情緒是什麼？**

治療：

現在你已確切了解焦慮的來龍去脈，可以著手治療了。

看看步驟2a和2b的回答。想想你頭一次湧現這焦慮感的情形，然後進入那段記憶的「思維場」。用思維場療法的語彙來說，這是一段創傷性記憶，為了消除它，必須把它當成創傷來治療。

從以下的序列中，挑選最符合你情緒狀態的一項來做。如果你在此處沒看到與你的情緒相符的描述，翻回第125頁，挑選最適當的序列法則。

帶有焦慮的基本創傷

eb e a c 9g sq

帶有暴怒的創傷

eb e a c oe c 9g sq **或** eb oe e a c 9g sq

帶有氣憤的創傷

eb e a c tf c 9g sq **或** eb tf e a c 9g sq

帶有尷尬或羞恥的創傷

eb e a c un ul c 9g sq

帶有悲傷的創傷

eb e a c g50 c 9g sq **或** eb g50 e a c 9g sq

挑選恰當的序列，調諧進入確切的思維場中，想一想造成你開始會焦慮的頭一件焦慮或壓力事件。我將用對治基本創傷的法則作為例子來示範，如果你想挑選不一樣的序列，就用你挑的來做。

規則：

1. 調諧進入思維場，並測量主觀困擾程度指數。如果數值和之前的不一樣，請記下來。
2. 就當作你有心理逆轉，敲打你手掌側邊（sh）以及鼻下（un）二十次；接著敲擊eb e a c這個序列。
3. 再量一次主觀困擾程度指數。如果數值下降，就繼續步驟4；如果沒有，就進行矯正療法（參見第79頁）並重複步驟2。
4. 進行九步廣效治療：

◎持續敲擊廣效點，與此同時：

◎閉上眼睛／張開眼睛（把眨眼的動作放慢拉長）。

◎頭保持不動，只轉動眼球，把眼球轉到右下方，再轉回中央。

◎把眼球轉到左下方，再轉回中央。

◎把眼球轉到下方，彷彿看著鐘面的六點鐘方向，接著眼球轉向九點鐘、十二點鐘、三點鐘位置，按順時針方向轉動一圈，彷彿把鐘面每個數字凝視一遍，最後回到六點鐘。

◎ 現在重覆以上動作，但是按逆時針方向來轉動眼球一圈。

◎ 哼出一段曲調（譬如一段音階，或生日快樂歌）。

◎ 數出一到五的數字。

◎ 再哼出一段曲調。

5. 再次敲打eb e a c這個序列。

6. 再次進行主觀困擾程度的評分。如果數值下降，就重複步驟1至5，直到數值降到2或更低。如果數值沒下降，就進行第69頁的矯正心理逆轉療法，然後重複步驟5。

7. 當主觀困擾程度指數是2或更低時，進行眼球轉動：

◎ 持續敲擊廣效點至少三十下，同時頭保持不動，眼球盡可能轉向下方。持續敲打並逐漸把眼球往上轉動，先直視前方繼而轉向上方，直到看到眉毛的方向。

矯正療法：

如果主觀困擾程度指數沒降低，那麼就是發生了以下四種情況之一：

1. **你不在思維場中**。
2. **你用錯了序列**。
3. **你處在心理逆轉狀態**。
4. **你目前有毒素干擾**。

檢查前兩項，然後矯正心理逆轉現象：先從矯正療法的第一階段開始；倘若第一階段（敲打sh）沒奏效，才需要用到其他部分。更詳細的說明，請參見第79頁。

◎ **輕敲手掌的側邊（空手道手刀的劈砍點）二十幾下。這就是第一階段**。

◎ **手指從肩膀處沿著左鎖骨下方往胸部中央按壓。假如你發覺有個點會痛，就以朝胸口劃弧的方式輕輕地揉按那個點，直到那痛的感覺平緩為止**。

◎ **輕敲鼻子下方的穴位二十幾次。這是階段二**。

◎ **進行鎖骨呼吸法（參見第81頁）**。

當你回想第一次感受到焦慮的情況時，若主觀困擾程度指數降到2或更低，即可進入步驟3。

▼步驟3：

清除了特定焦慮的過往記憶後，想想你目前對那股焦慮的感覺為何。現在讓自己回到那情境，不管是實際上這麼做或是利用道具和回憶。然後測量主觀困擾程度指數。

從以下顯示的序列或在第125頁挑選最適合你的，重複敲打穴位的標準程序：

基本焦慮／恐懼
e a c 9g sq

帶有憤怒的基本焦慮／恐懼
e a c tf 9g sq

帶有尷尬和羞恥的基本焦慮／恐懼
e a c un ul c 9g sq

帶有尷尬、憤怒和挫折的基本焦慮／恐懼
e a c tf mf c 9g sq

當你可以把自己放到先前的焦慮情境中，而主觀困擾程度指數降到2或更低，就可以進入下一階段。

▼步驟4：未來臨摹

一旦你把焦慮的指數降到2或更低，想像自己在未來某個時間、意外置身於先前令你感到焦慮的情境。接著測量主觀困擾程度指數，如果數值是2或更高，就利用上述的序列加以治療，直到數值降到2或更低。

▼步驟5：

現在想想其他會令你焦慮的事，把它們列出來，一一測量各自的主觀困擾程度指數，然後按焦慮程度大小羅列，最嚴重的排第一。這些事情出現的時間先後在這階段並不重要。

從焦慮指數最高的開始，對每一件重複進行步驟2a、2b、3及4。假使焦慮是多重的，你可以分幾次來做，不需要一次做完。如果只有一或兩種焦慮，你可以自在地一次做完。

比起大多數其他的心理問題，有焦慮困擾的人更常有心理逆轉的現象。為了消除焦慮狀態，每天矯正心理逆轉，包括平日規律地進行鎖骨呼吸法和敲打手掌側邊（sh）和鼻下（un），格外重要。

假使你還是覺得焦慮程度沒有顯著下降，你需要尋求思維場療法的診斷專員或語音科技專家來消除毒素。

▼步驟6：閃變模式

如同先前提過，閃變模式可以運用到各種情境，也就是當你想停止某項行為或反應，並用新行為取而代之的時候。技巧不變，但內容或想像的脈絡當然會不同。

閃變模式必須又快速又強力，而且你必須真心相信它。你得運用你的想像力，才能創造生動鮮活的圖像。

要在腦海裡創造圖像的方式有兩種。要學會閃變模式，這兩者你都要用到：

1. **你可以身歷其境，也就是透過你的雙眼看見事物；真真切切想像出你會看見的一切。你看到的是你的內在表徵。**
2. **你可以跳脫出來，也就是說，創造你本身的形象，而且你可以從旁觀者的角度來看自己，彷彿看相片或看電影。**

你必須營造兩個圖像：一個是你身歷其境，看看你在變得焦慮之前如何看待事物，另一個是你跳脫出來，處在同樣情境但不感到焦慮。換句話說，沒有焦慮時你會是什麼模樣。重要的是，這個沒有焦慮的模樣是你真心想要達到的。將以下的步驟從頭到尾讀一遍，然後照著練習。

1. **創造第一個圖像，也就是「線索」圖像。這代表你開始感到焦慮之前，你透過眼睛所看到的。身歷其境——透過你的眼睛觀看。然後把這圖像清空一會兒，但要記得如何重新創造它或重新找到它。**
2. **現在創造一幅你希望自己沒有焦慮時看起來如何、感覺如何的圖像，也許是自信有安全感，也許是掌控一切，或也許只是沒有壓力感到很放鬆。想著這個影像，**

但跳脫出來：看看你希望自己是什麼模樣。確認這個形象的威力強大，它在你內心勾起了你想親身體驗的真實渴望。確認你看得清清楚楚，因而你很想擁有它。把這圖像清空一會兒，但要記得如何重新創造它或重新找到它。

3. 現在你看著圖像1——換句話說，你與焦慮同在，但是在這幅圖像的左下角開一個小小視窗，視窗裡顯示你心中嚮往的第二幅圖像，就好像你在電腦螢幕上把某個檔案縮小化那樣。

4. 接著，飆速閃變——在不到一秒的時間內，把你渴望的圖像放大成整個螢幕，把第一幅的負面圖像完全消除掉。在你這麼做的同時，在腦裡發出「咻」的聲音，想像你看到自己甩開那個困擾，感覺到不一樣的感受。讓這些美好感受瞬間掠過你全身。看著你心目中自己的模樣，想像你感覺到美好無比。讓這個感覺非常震撼強烈。

把螢幕清空，想像一頭藍色小象，藉此中斷你的思緒，接著重複步驟1到4至少五到十次，或者圖像1已變得飄渺薄弱的地步，當你試著看它，它會自動消失，被美好的圖像取代——或者說不定你甚至再也看不到圖像1，已經用新圖像取代它了。一旦你成功做到這一步，留住這新圖像，把美好感受跟這幅圖像錨定在一起。

▼步驟7：錨定一種安全的感受

心錨可以支援幾乎所有的思維場療法實作，因為你可以錨定你想要的任何正面情緒狀態，並在你需要的時候「啟動」它。當我治療苦於恐懼症、焦慮或憂鬱的人時，我會幫助他們設定一個優質的心錨。

如果你習慣焦慮，那麼當你去除焦慮後，內心會有個空洞，這時避免用新的焦慮填補這個洞很重要，你要學會記得一點，你可以沒來由的感覺很好！

1. **向後靠坐著，閉上眼睛，回想你感覺到無比平靜、安全又掌控一切的某段時光，無論多久以前、與誰在一起、在何處或者發生什麼事都無妨，只管把那種美好感覺分隔出來。如果你回想不起來，那麼就去想像你處在無比平靜又掌控一切的狀態會是什麼樣的感覺。如果你是用視覺思考的人，想像一個畫面，把它放大，變得明亮、大膽而且更多采多姿。如果你是用聽覺思考的人，想想你聽到的一切，**

用最優質的環場音效來想像聲音與畫面。想想你體內哪個部位感覺很安全，也許是胸口，也許是肚子，只管去留意你是如何「進行」感受平靜的。

2. 留住那平靜的感覺，想像你把那感覺加倍會是如何。沒錯，想像你感受到雙倍的平靜。那感覺會變得更美妙，那畫面、聲音和情緒合力提升了你的感受，把你帶到另一個層次的安詳和平靜，以及十足的掌控感。

3. 持續把那些美好的感覺加倍，直到這排山倒海而來的平靜感受將你徹底淹沒，當你沉浸在無比美妙又平靜的感受裡，覺得自己容光煥發之際，將右手握拳，把這拳頭想成「安全」按鈕。

4. 把腦袋淨空一會兒，想像一下藍色香蕉，然後再迅速切回那美好鎮定的感受，同時將右手握拳。繼續把美好的感覺加倍，直到你再次淹沒在美妙感受中（縱使是假裝的，也照做無誤）。

5. 持續進行步驟3和步驟4，生出那排山倒海的平靜、安全和完全在掌控中又快樂無比的感受，接著切入另一個思維，繼而再回到那美妙感受，每一次達到「巔峰」的美妙感受時都要握緊拳頭。至少進行五或六回。

握拳成了你的「心錨」開關，如此一來，每當你握拳，你的大腦就會與這種快樂和安全的感受有所連結。

今後會如何？

學習停止「進行」焦慮是個持續的歷程。你需要每天用敲打矯正心理逆轉，隨時隨地運用鎖骨呼吸法以及閃變模式和心錨。這些療法不需借助藥物或化學物質，就可以改變你的生活。給自己一些時間學習如何停止「進行」焦慮，並開始做其他有益的事。

↙感言：海倫

我是在自己的神經緊張和恐懼搞得自己和家人不得安寧，窮途末路之際來找珍妮進行治療；離開時我簡直如獲重生。更棒的是，我學到了一身功夫，可以預防那些負面情緒復發。因為這次成功的經驗，後來我又參加了珍妮的訓練課程，學習如何解決我一個長年的老問題，我從沒想過可以根除這習以為常的痼疾。我深受拔毛癖（正式的名稱是

trichotillomania）所苦長達四十五年。珍妮教的技巧讓我克服了這毛病。我甚至不需要跟珍妮（或任何人）吐露細節；她只是教我如何克服它。至今兩年了，我不僅不再拔頭髮，這強迫性的衝動也消失了。自由的感覺太美妙了。

克服過去創傷

創傷性壓力嚴格來說不是醫學名詞，但過往的重大創傷事件卻會在生理和情緒面造成持續的負面影響。

我治療過的絕大多數有情緒困擾的人都經歷過某種的創傷。對某些人來說是創傷的事件，其他人也許不當回事；你對某事件的回應方式取決於你的信念和價值，以及你重新看待特定情況的能耐。

> 人所擁有的任何東西，都可以被剝奪，唯獨人性最後的自由——也就是在任何境遇中，選擇一己態度和生活方式的自由——不能被剝奪。8
>
> ——維克多．弗蘭克（Viktor Frank）
>
> 《活出意義來》（*Man's Search for Meaning*）

弗蘭克是奧地利神經學家、精神病學家，也是納粹大屠殺的倖存者。一九四三年他與家人被逮捕，關押在集中營。在集中營裡，他幫助獄友走出消沉絕望，讓許多遭遇無可想像的失落和恐怖待遇的人，不致了斷生命。同時也為了讓自己保有理智，他會走到放風場，對著想像中的聽眾演講[9]。他的妻子和雙親都在集中營喪生，他則在一九四五年獲釋。弗蘭克不僅在慘絕人寰的大屠殺中存活下來，在心理上也戰勝了這場劫難。後來他繼續完成了剖析人類行為模式的劃時代研究，也就是他影響深遠的著作《活出意義來》。閱讀這本啓迪人心的書，將讓你獲益無窮。

人們常常問我，要傾聽及治療這麼多人的慘痛傷痛，我是怎麼做到的，況且大家都知道我心軟（每次看電影《靈犬萊西》或看到音樂選秀節目《X音素》有人遭淘汰，還

8 譯註：此段譯文摘錄自《活出意義來：從集中營說到存在主義》，趙可式、沈錦惠合譯，光啓文化，二〇〇八年。

9 譯註：弗蘭克想像自己對著聽眾講授集中營心理學。他從科學的角度客觀地觀察和描述自己所受的折磨，把自己的痛苦變成心理學研究的有趣對象，藉此成功地超脫出當時的境遇和苦難。

會哭得唏哩嘩啦！）。我總會說，其實我很期待有人帶著巨大創傷上門來，因爲我知道在絕大多數情況下，我都可以幫助他們去除創傷。他們離開時將判若兩人，還會帶著法寶離開。另一個重要因素是，我做的不是諮商，即使我需要知道與某個困擾有關的簡史和梗概，個案並不需要花好幾個鐘頭詳述負面感受。我想，我很像聖誕老人，能夠讓人們心想事成。我很喜歡看到個案們得到「最想要」的禮物時滿足的臉龐。現在以你學到的一切，你也可以給自己同樣的禮物。

當人們帶著某個問題來找我，最終我還是要處理過去的創傷，人們總以爲那些創傷已經化解了。

某天有位可愛的女子爲了減重來找我。在減重這領域裡，我有多年經驗，小有名氣也頗受敬重。我學到的一件事是，比起在營養和膳食方面給予建議，更重要的是了解到人們會吃得過量總是有原因的。對某些人來說，吃過量的情況已經極端到自虐的地步，儘管他們並不這麼認爲。

我和這名女子聊了一會兒，顯然她試過了市面上每一種減重飲食。你想得到的任何食物的熱量組成，說不定她知道的比我還多。當一個人知道這麼多卻還是飲食過量，肯定有原因。我請她先把減重問題放一邊，說說她本身遭遇過的最壞的事情，我猜想應該有個昔日創傷一直糾纏著她。她告訴我，將近十年前，她有三位家人在一場車禍中喪生。我問她是否願意讓我針對那創傷進行治療，她首肯。我結束敲打穴位後，簡直看見那創傷離開她的身體；她非常平靜，沉默了好一會兒之後，慢慢習慣了不再背負創傷的壓力。

一個星期後我再度見到她，她告訴我，車禍周年忌日剛過，過去每年這時候她總是悲傷沉痛，但今年她反而深切想念著過去美好時光和逝者生前的點滴。

從爲了減重來找我的人們身上，我常常發現，他們從吃食尋找慰藉的起因，都是從前的某個創傷或錯待。找我清理過創傷的人，事後寫給我的感言，多到簡直可以出書。我的確從事著世上最棒的工作，我很樂意把這些技巧分享給你。

背負昔日創傷會導致焦慮、抑鬱、自尊低落、身體毛病和疼痛，還有低成就。假如你有昔日創傷，現在正是消除它的影響並解放自己的好時機。

你改變不了已經發生的事。你有過創傷，不論是什麼創傷，它都已經發生了。然而，你可以改變的是，你**現在**要如何回應它。每一次你讓它影響你，你就是把它從過去拉到現在，但是它不該待在現在，它屬於過去——所以就讓它留在過去！一旦你把它的影響抵銷掉，你就是把那一則回憶當成教訓，它對你便不再具有威力。

利用以下的幾個步驟，讓自己從牽制、阻撓你的某個創傷事件解脫。在你著手之前，走進心底深處，給自己一個自我欣賞的訊息。允許自己把以往曾擁有的、而如今已不再適用的東西放下。柔和地向它們道別，讓它們離去。接觸你現在擁有且最適合你的東西。並且允許自己增添需要的。

「帶著自我欣賞的情懷，你現在已準備好接受今天的學習。」

——維琴尼亞．薩提爾

步驟1－4

問自己以下這些問題，並測量主觀困擾程度指數，寫下你的分數。

▼步驟1：你遇過的最糟糕的事情是什麼？

▼步驟2：當它發生時，你感受到的情緒為何？從最強烈的情緒開始，逐一列出來。

你用敲打穴位來治療創傷時，記得你學過的剝洋蔥效應：特定的敲打序列也許會去除創傷的某個部分，譬如憤怒，但接下來可能會湧現新的情緒——也許是悲傷。這是治療創傷的過程很常見的現象：你剝除每一層之後，隨時會有另一種情緒冒出來。每次有新的情緒浮現，先做完你正在進行的序列，然後留意新的感受為何，挑選與那新感受相關的序列——留住新的思緒。敲打穴位時，永遠要記得留住那特定感受帶來的思緒，並持續檢查是否有心理逆轉現象。在去除創傷的每個階段，需清理心理逆轉的現象其實很平常。

也許簡單地進行一個創傷序列就行了，但也有可能還需要進行其他十多個序列；方式上並沒有正確與否的問題，找到對你最有效的就是了。假如你在此處找不到最符合你的感受的序列，請參考之前第125頁的表格。

記住，你只能清理你在敲打穴位之際所進入的思緒。假如你的思緒晃蕩到該困擾的另一「層」，仍先回到最初的思緒中並完成清理的程序，接著才進到新的思緒中，選擇正確的序列來消除它。

現在，進到某段記憶的「思維場」中。從以下挑選最符合你的情緒的序列。如果在這裡你沒看到與你情緒相符的，翻回第125頁，從中挑選最恰當的法則。

基本創傷　eb　e　a　c　9g　sq

帶有暴怒的創傷　eb　e　a　c　oe　c　9g　sq　**或**　eb　oe　e　a　c　9g　sq

帶有氣憤的創傷　eb　e　a　c　tf　c　9g　sq　**或**　eb　tf　e　a　c　9g　sq

帶有尷尬或羞恥的創傷　eb　e　a　c　un　ul　c　9g　sq

帶有悲傷的創傷　eb　e　a　c　g50　c　9g　sq

帶有持續恐懼的創傷　eb　e　a　c　e　c　9g　sq

為自己選擇正確的序列，然後調諧進入確切的思維場，想想那起事件。此處我拿基本創傷法則為例來說明，如果你想挑選不一樣的序列，儘管去做無妨。

規則：

1. **調諧進入思維場，以主觀困擾程度量表為你的感受評分，如果分數和先前的不一樣，把它寫下來。**
2. **當作你有心理逆轉來進行治療，敲打你的手掌側邊（sh）和鼻下（un）各二十次；接著按eb e a c這個序列敲打。**
3. **再用主觀困擾程度量表評分。如果分數下降，那麼繼續步驟4；如果沒有，則進行矯正療法（參見第79頁），然後重複步驟2。**
4. **進行九步廣效治療：**
   - ◎ **持續敲擊廣效點，與此同時：**
   - ◎ **閉上眼睛／張開眼睛（眨眼的動作拉長）。**
   - ◎ **頭保持不動，只轉動眼球，把眼球轉到右下方，再轉回中央。**

◎ 把眼球轉到左下方，再轉回中央。

◎ 把眼球轉到下方，好似看著鐘面的六點鐘刻度，眼球接著看到九點鐘刻度，然後是十二點、三點，按這方向轉動眼球一圈，彷彿你把鐘面上的每個數字凝視一遍，最後回到數字六。

◎ 按照與上述相反的方向轉動眼球一圈。

◎ 哼出一段曲調（譬如一段音階，或者「生日快樂歌」）。

◎ 數出一到五的數字。

◎ 再哼出一段曲調。

5. 重複eb e a c這個序列。

6. 再次進行主觀困擾程度的評分。如果分數下降，那麼重複步驟1到5，直到分數降到2或更低。如果分數沒有下降，按照第79頁的技巧矯正心理逆轉，然後重複步驟5。

7. 當指數降到2或更低時，進行眼球轉動：

◎ 持續敲擊廣效點，至少敲三十下，與此同時頭保持不動，眼球盡可能向下看。

一面敲擊廣效點、一面慢慢轉動眼球，由下往上轉動，直到眼球向上朝著眉毛方向看。

矯正療法：如果主觀困擾程度指數沒下降，那麼就是發生以下四種情況之一：

1. **你沒有進入思維場。**
2. **你用錯了序列。**
3. **你處在心理逆轉狀態**（PR）。
4. **你受毒素**（IETs）**汙染。**

先檢查前兩個情況是否發生，然後再矯正心理逆轉。試著進行矯正療法的第一部份（敲擊手掌側邊）。如果這樣做還是沒效果，你才需要用到其他方法。關於矯正療法的詳細說明，請參見第79頁。

◎ **輕敲手掌的側邊**（**空手道手刀的劈砍點**）**二十幾下。這就是第一階段。**

◎ **手指從肩膀處沿著左鎖骨下方往胸部中央按壓。假如你發覺有個點會痛，就以朝胸口劃弧的方式輕輕地揉按那個點，直到那痛的感覺平緩為止。**

◎ **輕敲鼻子下方的穴位二十幾次。這是階段二。**

◎ **進行鎖骨呼吸法（見第81頁）。**

當你回想頭一次經驗到焦慮的情況時，主觀困擾程度指數是2或更低，就可以進行下一個步驟。

▼步驟3：

清除掉對那起事件的記憶後，想想你的生活如何被那創傷影響。因為那創傷的緣故，發生了什麼事，或者什麼事沒發生？寫下你的情緒，測量一下主觀困擾程度指數。

從以下所列的或第125頁表格，挑選最適當的序列，重複敲打標準程序：

暴怒 eb oe e a c 9g sq **或** eb e a c oe c 9g sq

憤怒和／或挫折 eb e c tf mf 9g sq **或** eb t mf e a c 9g sq

創傷和愧疚 ebeacifc9gsq**或**ebifeac9gsq

尷尬和／或羞愧 ebeacunulc9gsq

在懷有昔日創傷的人身上，心理逆轉現象很常見。進行治療之後，每天使用心理逆轉矯正法很重要，包括從早到晚經常進行鎖骨呼吸法和敲打手掌側邊（sh）和鼻下（un）。

如果你還是感受不到焦慮程度有大幅下降，你需要尋求思維場療法的診斷專家或語音科技專家，並消除能量毒素。

▼步驟4：

把從前拋諸腦後。

在前面的章節裡，我說明過如何把時間儲存在周身的空間中。這一點很重要；如果你先前沒有試過這個練習，下面有簡要的說明，提供你做練習。

由於這個練習會觸及大量的記憶，所以確認你即將觸及的記憶一概是快樂的或有益的。舉例來說，回想兒時老家的模樣，甚或你昨天刷牙的情況。

當我要你回想過去的記憶或往事，你會透過潛意識心靈來覺察自己從哪個方位「感覺」或「看見」那些。從想像你站在刻度盤上開始，這刻度盤很像沒有指針的鐘面，數字12就在你正前方，3在你右邊，6在你背後，9在你左邊等等。每一次我請你搜尋某段記憶時，記住它出現在哪個方位上。我們要找出某個模式或軸線，雖然這兩者不同。對大部分人來說，回憶會形成一條線（直線或波線），指向刻度盤上的特定數字；有些人的線會略微往上或往下，因此，留意你的線在空間裡的明確走向。

從你近期的回憶著手。

- **回想你在最近幾天或一星期之前所做的或發生的某件事。**
- **回想你在兩個星期之前所做的或發生的某件事。**
- **回想你在兩個月之前所做的或發生的某件事。**
- **回想你在一年前所做的或發生的某件事。**
- **回想你在兩、三年前所做的或發生的某件事。**

- **回想你在七、八年前所做的或發生的某件事。**
- **回想你在十至十五年前所做的或發生的某件事。**
- **回想你在二十年前或更久以前所做的或發生的某件事。**
- **回想你在小時候所做的或發生的某件事，也許是求學時的事。**
- **回想你最早的快樂回憶。**

舉起你慣用的手，指向你所見、感覺或感知的這些回憶在空間上的方位。記住那個點，然後放下手臂。

現在想想你的未來。你要發揮一點想像力，依據你的想望創造一幅未來景象，它將會起作用，縱使它是「被創造出來的」記憶。

- **想像你知道或希望明天會發生的某件事。**
- **想像你知道或希望下星期會發生的某件事。**
- **想像你知道或希望在一個月內會發生的某件事。**
- **想像你知道或希望在六個月內會發生的某件事。**

- 想像你知道或希望在一年內會發生的某件事。
- 想像你知道或希望在兩、三年內會發生的某件事。
- 想像你知道或希望在五至七年內會發生的某件事。
- 想像你知道或希望在十二至十五年內會發生的某件事。
- 想像你知道或希望在二十年內會發生的某件事。
- 想像你知道或目前希望在最遙遠的未來會發生的某件事。

舉起你另一隻手臂，指向你所見、感覺或感知的「未來景象」在空間上的方位。利用第

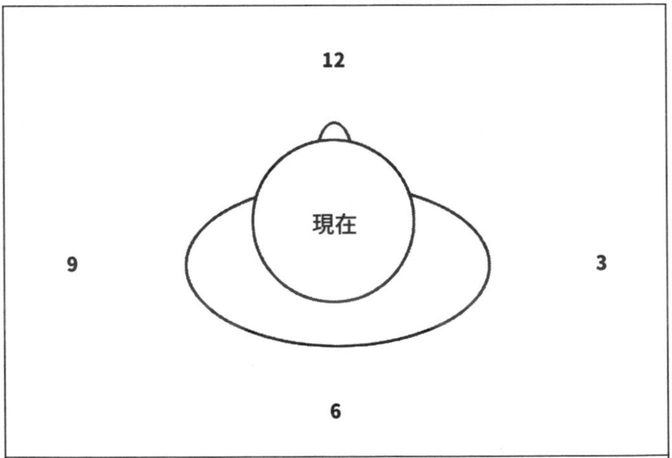

時間線方位1

244頁的圖，朝過去方向畫出一條線，朝未來方向也畫出一條線。

「過去」的最佳方位是背後，「未來」的最佳方位是正前方。假如你的直線不是如此，請進行以下的練習：

閉上眼睛，想像過去的時間線。把它想成繩索、細繩、絲線或竿子都可以，但要留意它在空間裡的方位和顏色。接著想像一雙令人安心的手，或某種無形的正面能量，溫和但堅定地把代表你過去的這條線挪到你的背後。慢慢來，把它調整到適當的位置。當你知道你的過去已經擺放在背後，依時間先後順序往水平方向延伸，將它錨定在那裡，接受它的新位置。說聲「感謝」。你也許注意到它的顏色起了變化，也許沒有。這不打緊，它現在永久地在你背後了。

接下來想像你的未來，按同樣的方式，把未來的時間線移到你的正前方，在你挪移的同時讓它延長，向未來發射，且遠到你看不到末端。這是一條美麗又無限延伸的水平線，你看得清清楚楚。這條線代表著無限的可能性。

現在完成下頁的圖表，畫出你新的時間線的方位（如下頁圖）。

現在，發生在你身上的壞事都在你身後了。

眼下你已把過去拋諸腦後，讓我們架設一道安全門。如同所有的神經語言學的練習，請從頭到尾把每個步驟仔細讀一遍，然後閉上眼睛做這項練習。

感覺你頭顱後方的空間，從距離你後腦勺不到一根頭髮寬的地方開始，那裡就是你的過去的起點，以直線的方式延伸，一路回到你出生的那一天，甚至延伸到你出生之前、還只是靈體的時候。覺察這個空間，留意要回到過去有多麼容易，但你心知肚明它不是現在。當你看著昔日照片或影像，想像一個盒子或相框將之收納或框定，以便跟未來影像區分開來。如此一來，你的潛意識心靈會知道，這些是從前的影像。

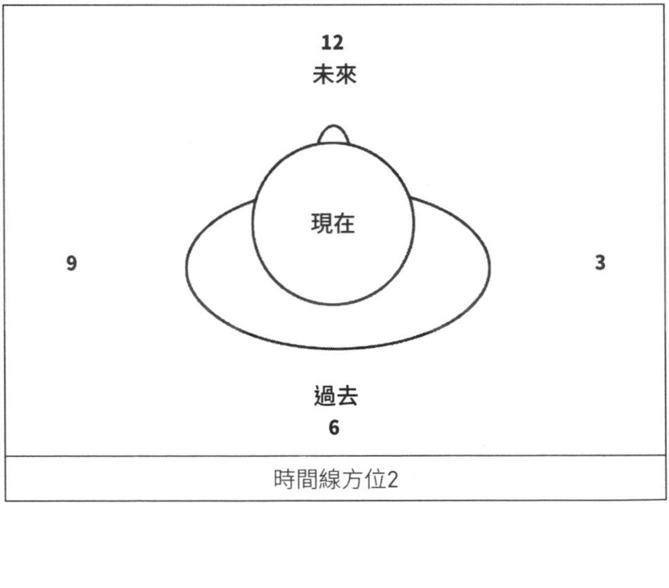

時間線方位2

現在就試試看，從往昔找幾個影像——只挑快樂的，然後用漂亮的相框裱起來，所以你知道那些是你的過往。

接著你走入你的未來，想想你今天稍晚或明天要做的事。確保這影像沒有框架來框定它，因此，你知道它尚未發生，隨時會有變化。

眼下你知道當下以及尚未發生的事和往昔之間的區別，不再混淆。想像你靈魂出竅似的飄到自己正上方，俯瞰自己並看見你的時間線，看見你的過去往後延伸，你的未來則向前延伸。說不定這兩條直線的顏色不一樣？也許沒有。如果其中一條直線需要拉直，那麼現在就去做。注意你的過去一路往後延伸至你還是靈體的時候，而且實際上沒有明確的起點；它只是從某處開始。你的未來也沒有終點——它不斷延伸。即使你知道在遙遠的某一點它會和靈體交融，它看起來就像一條連續的線。

如果你是透過視覺思考的人，你現在會想像所有的回憶都儲存在幻燈片裡，因此，一幕幕回憶就像收在長盒裡的幻燈片。回到從前，挑選一張你很想看的照片，從盒裡取出，看著那影像，留意它帶給你什麼感覺，並回想那件事的細節。你聽到什麼聲音？還是聞到什麼味道或嚐到什麼？當你觸及這昔日影像時，有什麼感受？讓你自己在回想時感覺非常美妙。

現在，想像帶有創傷內容的幻燈片都變成空白——當你取出時，幻燈片只顯現某個意義，從中你只看到智慧與教訓。也許幻燈片上只出現智慧小語，取代了任何不愉快的畫面，也許它顯現另一個字眼，表示幻燈片上沒有眞實事件的影像了。你保有的是你從那事件記取的教訓。

以冥想的形式，爲自己找個舒適自在的地方，把手機關掉，也許放一點令人放鬆的音樂，閉上眼睛或坐或躺。花幾分鐘時間思索並留意你的呼吸。看看你關注自己的呼吸時，留意到多少差異：也許是吸氣和呼氣之間氣流的溫差，也許是胸腔的起伏，或者是你吐納的聲音。花幾分鐘時間盡量去覺察，只管讓自己「化爲」自身的呼吸。

你感到舒適放鬆時，像靈魂出竅似的飄到自己的頭頂上，回顧你的時間線。穩當地待在你的時間線上方，沿著時間線緩慢地向後方飄浮，請你的潛意識心靈移除任何的創傷影像，並用智慧小語取而代之。你不需要移除幻燈片，只要保有當時的想法，並在時間線上方的安穩位置上思索智慧小語。當你飄到快樂畫面的上方時，把這些畫面放大、變亮、變鮮明。喜歡的話，也可以加點音效。你移動的過程中，可以抽取幾幅影像，再次重溫。你心知隨時可以拿出來回味。雖然這些屬於過去，但你隨時伸手可及。

你可以慢慢來，不要急；這也許要花幾分鐘時間，或者更久。你想要用什麼步調進行都可以。

今後會如何？

假如這事件長久以來令你身心受創，你天天感受到它的存在，那麼你需要習慣於**不再受創**。確認你從早到晚經常進行心理逆轉的矯正，而且早晚進行鎖骨呼吸法。也務必持續把過往的每一刻框定起來。如果那是你不想記住的事，只管把那影像移除，用**智慧小語**來取代它。如果那是快樂時光，就把那影像放大變亮。慢慢習慣以這種方式處理訊息，先是有意識地從容進行，再逐漸變成下意識地進行。

↙感言：潘蜜拉——親子離間與受虐兒童

我四十五歲，跟珍妮只會面過兩次，為了處理一些非常複雜的問題，其中一些從我十二歲起就存在，根深柢固。會談後，我可以跟發生在我身上的很多創傷事件劃清界線。那些童年發生的事，使得我在成長歲月中完全無法感受到自己真正的情緒。現在，我可以自在地跟自己相處。三十三年來這些問題糾纏著我，沒有一天不冒出來。

在那兩次會面，我們首先處理兒時受虐的問題，繼而處理與雙親有關的創傷。我發現敲打穴位的技巧一開始有點古怪，但跟著珍妮的指導練習之後，我感覺到我的想法立即出現明顯的轉變。

會面之後的三個月內，我持續敲打穴位，我可以百分之百篤定的說，這個技法對我的生活帶來莫大益處，我的心靈從未如此快樂，生活更有重心。我非常感激珍妮幫我解開那些枷鎖……那方法真管用！

提高自尊和增進動力

我很多個案因爲自尊低落而受苦，結果，在生活中很多方面的表現達不到標準。自尊是最重要的一種態度。它關乎你對自己的感受，對自己的看法，以及如何重視自我價值。

自尊低落這個領域的專家瑪麗蓮·索倫森（Marilyn Sorensen），針對這個主題出了幾本好書，她把自尊低落描述爲「思考障礙」，其源頭在於對童年事件的反應。大多數的父母親總是關愛孩子又不吝付出，（以我身爲母親而言）總會盡心盡力敏察孩子的需要。但話說回來，也總有例外的情況；在忙了一天離開診間後，我常想，有一些當父母的確實要對很多問題作出交代。如果你認爲成長過程帶給你負面影響，另一本值得讀的好書是蘇珊·佛渥德（Susan Forward）和克雷格·巴克（Craig Buck）合著的《父母會傷人》（*Toxic Parents: Overcoming Their Hurtful Legacy and Reclaiming Your Life*）。

從另一角度來看，實際上有些孩子在長大後造成了父母親的自尊低落，他們怪罪父母親失職，而事實上他們已經大得足以自行抉擇。孩子可能殘忍對待雙親，而當爸媽的其實已經盡了最大努力。任誰以負面方式跟你溝通都會造成你自尊低落，但唯有你相信他們說的話，他們才有這等能耐。

思維場療法可以在幾分鐘內消除很多負面感受和情緒，譬如恐懼症，但消除自尊低落卻是個持續的歷程。了解你的大腦如何運作，有助於你做出你想要的改變。

我們所有人都持續在變動中，唯一不變的事實是沒有什麼是不變的。你可以選擇現在就做出改變，每天你一睜眼醒來，就可以利用你從這本書學到的技巧做出更多的改變。

自尊是一種態度。你今天秉持什麼態度？

確證

自尊的建立或摧毀取決於你的信仰體系，以及你與人溝通過程中確證的訊息量。舉例來說，想像我現在在你身旁跟你說，「你穿那件橘綠相間的套頭衫，戴紅帽和穿紫色襪子，看起來很可笑又很蠢。」假設我說得語氣堅定，你會相信嗎？當然不會，因爲你（很可能）沒有穿橘綠相間的套頭衫，沒戴紅帽也沒穿紫色襪子。因爲第一個句子並不成立，所以你不可能確證第二個句子。

接著，想像你穿著藍色牛仔褲和白T恤，然後我說：「你穿那件藍色牛仔褲和白T恤，看起來很可笑又很蠢。」這一回，第一個句子成立，所以你很可能會以完全不同的方式處理整則訊息：因爲你確證了第一個句子，很可能也會確證「你很蠢」這個部分。

權威

另一個關鍵因素是**權威**，你賦予傳遞負面言論或行爲的人權威。小時候我們身旁都有主要的權威人物，尤其是父母親，以及日後的學校老師。這些因身分而受到尊重（不需贏得尊重）的人，如果濫用他們的身分特權，對我們施加負面言論和錯待我們，我們會因爲他們的身分而照單全收。令人訝異的是，有些父母親對於自身造成的傷害渾然不察。他們可能有個謬誤信念，以爲對你嚴厲是幫助你「變得堅強」；也許是他們所受的教養讓他們不知道如何給出孩子需要或應得的愛與支持或鼓勵，因爲他們本身也從未體驗過。而其他人根本就是十足殘忍。

當然，不只父母親會造成你的自尊低落，任何在你眼裡具有權威的人都有可能，不過話雖如此，自信的小孩被教導要相信自己，長大後比較不容易自尊低落。

模式

人類大腦的運作是依循著已經建立的模式。我們偏好已知的模式，縱使這模式不妥，我們還是從已知當中去感受安全無虞。正因爲如此，受虐的孩童（語言上、身體上或精神上受虐）日後成年總會結交用同樣的模式對待他／她的伴侶，這是因爲他／她會被已知的模式所吸引。

在神經語言學裡有個假定是，交流溝通的涵義取決於聽者接收到的信息。這意味著，當你說的話遭曲解，那麼聽者是基於自身的訊息處理系統改變了溝通的涵義。假如我跟你說，你穿橘綠相間的套頭衫看起來很蠢，這句話本身並沒有意義，除非你正穿著那件套頭衫，隨而你可能賦予那句話意義。這個規則未必適用於幼兒，因爲意義完全取決於傳遞信息的一方。兒童只是非自願的被動接收者。

花片刻時間想想某人曾對你說過，而你也確證的負面言論。現在問問自己這個問題：如果他們錯了呢？寫下你的答案。

現在你知道他們是錯的，這代表什麼？

仔細檢視你的答案：這確切的意義爲何？也許這代表你浪費大把時間和精力在焦慮；也許這代表你比你自認的要優秀？如果你確切知道其他人是錯的，這眞正的涵義是什麼？在你面前會敞開什麼樣的機會呢？

決定你如何看待自己的一個最重要因素是，你如何與自己溝通。自尊低落是可以克服的，花的時間也比你想的要少，不過，這不像治療恐懼症那樣可以速戰速決。如果我要和某個自尊非常低落的人合作，可能要花兩或三次的會談時段，才能讓個案徹底去除消極性，並開始欣賞自己，創造更令人信服的未來。

選擇

首先要看清的是，變成自尊低落的人並非你的**選擇**，但你**可以**選擇**現在**就停止這種狀態。你可以取回你的權力。過去發生的已經發生，它存在於過去。每一次你回想起它，或任由它影響你，你等於把它從過去拉到現在，並賦予它意義與重要性。

要想了解留駐當下的重要性，不妨閱讀艾克哈特・托勒（Eckhart Tolle）所著的《當下的力量》（*The Power of Now*）和《一個新世界》（*A New Earth*）。

「當你安住此時此刻，便是打破了你的過去與未來的連續性。真正的智識油然而生，愛亦復如是。」

——艾克哈特・托勒

當你把過去的事件帶到現在，就會讓相同的負面模式一而再重覆運作，產生相同的負面結果，因而進一步確證原初的負面信念。

消除自尊低落就好比把雜草蔓生的破敗花園轉變成美麗的藝術品。第一步就是要——除雜草！

走進心底深處，給自己一個自我欣賞的訊息。也許你現在允許自己把背負很久、而如今沒有用處的東西放下。深情地向它們道別，讓它們離去。與你現在擁有又最適合你的東西取得聯繫，並且允許自己增添需要的。

「帶著自我欣賞的情懷，你現在已準備好接受今天的學習。」

——維琴尼亞・薩提爾

步驟1—4

▼步驟1：

寫下別人曾經對你說過或做過的三件最負面的事，也許是具體事件、反覆出現的行為或言詞，留意你回想過程中經驗到的感受，然後給一個主觀困擾程度指數。

這類的事可能不只三件，倘若如此，先清除最負面的三件事的影響，再回頭列出次負面的三件並加以清理，如此下去，直到你的清單淨空。

從以下的建議找出最適當的序列法則來做，按照標準的敲打穴位程序。如果你在此處找不到最符合你情緒的法則，請參考第125頁表格，選擇最貼近你情緒的一個來做。因為這些都是從前發生的事，它們都以對治創傷的穴位為基礎。

注意，治療受虐經驗時，使用對治內疚和羞恥的序列法則通常效果最好。即使受虐的一方沒有感受到絲毫罪疚，但其潛意識心靈多少還是認定本身要對受虐的行為負責，儘管這樣的認定完全沒道理。

單純創傷	eb e a c 9g sq
帶有暴怒的創傷	eb oe e a c 9g sq **或** eb e a c oe 9g sq
帶有氣憤的創傷	eb e a c tf 9g sq **或** eb tf e a c 9g sq
帶有罪疚和羞恥／尷尬的創傷	eb un ul c e a c **或** eb e a c un ul 9g sq

帶有忌妒和／或挫折的創傷

eb e a c mf tf mf 9g sq

帶有悲傷的創傷

eb e a c g50 c 9g sq **或** eb g50 e a c

當你進行治療時，謹記剝洋蔥效應：你會發現，每個事件或情緒都有好幾層要處理和消除。氣憤或暴怒一旦清理完畢，往往會揭露出譬如說悲傷的情緒，因此，你也許一開始從「帶有暴怒的創傷」序列著手，當暴怒消退，你會感到一波悲傷湧現。這現象很正常；每一種情緒浮現時，只管加以治療就是了。

為自己選擇正確的序列，調諧進入確切的思維場，想想那起事件。我將用基本創傷序列來說明示範，如果你想選擇不一樣的序列也無妨。

規則：

1. **調諧進入思維場，並測量主觀困擾程度指數。如果數值和之前的不一樣，記下來。**

2. 就當作你有心理逆轉，敲打你手掌側邊（sh）以及鼻下（un）二十次；接著敲擊eb e a c這個序列。

3. 再量一次主觀困擾程度指數。如果數值下降，繼續步驟4；如果沒有，則進行矯正療法（參見第79頁）並重複步驟2。

4. 進行九步廣效治療：

◎ 持續敲擊廣效點，與此同時：

◎ 閉上眼睛／張開眼睛（把眨眼的動作放慢拉長）。

◎ 頭保持不動，只轉動眼球，把眼球轉到右下方，再轉回中央。

◎ 把眼球轉到左下方，再轉回中央。

◎ 把眼球轉到下方，彷彿看著鐘面的六點鐘方向，接著眼球轉向九點鐘、十二點鐘、三點鐘，按順時針方向轉動一圈，彷彿把鐘面每個數字凝視一遍，最後回到六點鐘。

◎ 現在照上述方式，按逆時針方向轉動眼球一圈。

◎ 哼出一段曲調（譬如一段音階，或生日快樂歌）。

◎ **數出一到五的數字。**

◎ **再哼出一段曲調。**

5. **再次敲打eb　e　a　c這個序列。**

6. **再次進行主觀困擾程度的評分。如果數值下降，重複步驟1至5，直到數值降到2或更低。如果數值沒下降，請進行第79頁的矯正心理逆轉療法，然後重複步驟5。**

7. **當主觀困擾程度指數是2或更低時，進行眼球轉動：**

◎ **持續敲擊廣效點至少三十下，同時頭保持不動，眼球盡可能轉向下方。持續敲打並逐漸把眼球往上轉動，先直視前方繼而轉向上方，直到你往眉毛的方向看。**

矯正療法：

如果主觀困擾程度指數沒降低，那麼就是發生了以下四種情況之一：

1. **你不在思維場中。**
2. **你用錯了序列。**

3. 你處在心理逆轉狀態。

4. 你目前有毒素干擾。

檢查前兩項，然後對心理逆轉現象進行矯正：先從矯正療法的第一階段（敲打sh）開始；倘若第一階段沒奏效，才需要用到其他部分。不論如何，如果你是因為思維場療法沒起作用而採行矯正療法，那麼很重要的是，進行矯正療法時，思緒要集中在有待處理的問題上。

◎ **輕敲手掌的側邊（空手道手刀的劈砍點）二十幾下。這就是第一階段。**

◎ **手指從肩膀處沿著左鎖骨下方往胸部中央按壓。假如你發覺有個點會痛，就以朝胸口劃弧的方式輕輕地揉按那個點，直到那痛的感覺平緩為止。**

◎ **輕敲鼻子下方的穴位二十幾次。這是階段二。**

◎ **進行鎖骨呼吸法（參見第81頁）。**

當你想著某事件，主觀困擾程度指數降到2或更低，就可以處理下一件事，直到全數清除。

端看你有多少事件或行為要處理，每一時段要處理幾件，就按你自在程度而定。如果你想一次處理完畢也可以，也許你偏好一次只消除一、兩個問題。哪一種方式對你最有效，就是最好的方式。

▼步驟2：

清除了確切事件後，為了清得徹底，並清理它對過去、現在及未來的影響，想想自從你經驗的每一事件或行為發生後，它們對你的人生造成什麼樣的衝擊。也許它們使得你不能去做或達成的一些事？想想那感受是什麼？並測量主觀困擾程度指數。

事件／言詞／行爲

我想到它如何阻礙我時，內心生出的感受／情緒

主觀困擾程度指數

如果指數是3或更高，那麼這事件的時限面向必須加以消除。利用上述的序列和程

序，重複敲打的程序，但把思緒集中在這事件過去如何影響你，以及它現在如何影響你。

▼步驟3：

一旦你消除了過去的負面影響，你可以開始著手提升你的自尊。以下的敲打序列跟其他的序列略有不同，這是因為我們實際上是要增進自尊，儘管同時也在消除負面情緒。因此，從1至10計分的主觀困擾程度指數，按它一般的形式來使用就不適當（也就是說10代表最嚴重）。在這情況下，從以下的數字列圈選你認為代表你的自尊的數值，從左到右代表從低到高，10代表最高分。

1 2 3 4 5 6 7 8 9 10

為求最佳效果，站在鏡子前面敲打接下來的序列：利用前面顯示的程序，需要的話，在開始之前進行矯正療法，以及敲打手掌側邊（sh）和鼻下（un），以清理潛在的心理逆轉。

eb e a c un ul c mf tf c 9g sq

重複敲打這序列，直到你的指數大幅增加。

提升你的自尊是個持續的歷程，因此要每天進行鎖骨呼吸法，並且在一天當中經常敲打手掌側邊。此外，每天早上起床後第一件事，就是照鏡子敲打以上的序列。這會大大促進你學會對自己更有好感，並重拾你的自尊，取回你的力量。

▼步驟4：

控制你的內在聲音。

當心你說的話——你會洗耳恭聽！

人人都有內在聲音，它滔滔不絕地對我們的生活發表評論。你大概從沒想過它的語氣如何，或者當它說一些你不想聽的話時去改變它，但其實你可以。你對內在聲音擁有十足的掌控力，事實上，它不過是個播放系統，把你接收而且確證的訊息反饋給你。在很大的程度上，你的內在聲音決定了你如何感受以及你的作為。你的內在對話、語詞以及你對自己說話的態度都是你的一部分，如果它對你毫無幫助，你可以把特定的頻道刪除，改播更有益的頻道。這需要一些練習，但確實辦得到。試試這個練習：

- **在腦袋裡數到**10。
- **在腦袋裡數到**10，**但跳過**7。
- **用性感的異國腔調在腦袋裡數到**10，**跳過**7。

如果這練習你做得到，那麼你無疑向自己顯示，你可以掌控你腦袋裡的活動。

如果你自尊低落，你很可能有個威力強大的負面聲音。具體地說它聽起來如何？花一點時間對自己說一些負面的話。挑你經常講而且深信不疑的來說。把這些批評寫下來，聽聽你是怎麼說的。當你這麼做時，用主觀困擾程度量表來評分，10代表最糟。這些話給你什麼感覺？

現在想想某個卡通人物的聲音，跟之前一樣把它變得很可笑，也許是米老鼠或史酷比的聲音。再次看著你寫下來的句子，這一回想像是從那個卡通人物口中說出來的，讓那句子聽起來很可笑。然後不用眼睛看句子，而是大聲說出來。

現在測量主觀困擾程度指數。假如你做得到位，指數會下降。如果你每次聽到自己說一些負面的話，你就用這可笑的新聲音說出來，這些話就沒那麼有殺傷力。練習幾次後，當你變得老練，這些話聽起來會顯得可笑滑稽。

一旦你把卡通人物說話的聲音學得維妙維肖，讓自己再聽一遍，這次想像有個音量旋鈕，並把音量轉小。假如你是用視覺思考的人，你會發現你把音量轉小的同時，也可以把那卡通人物縮小。讓它不僅聽起來可憐兮兮，也讓它看起來可悲。

現在的情況是，你的潛意識這會兒知道那些言論毫無意義。它純粹不再附帶任何意義，變得徹底無害，就像先前提過的橘綠相間套頭衫的說詞一樣。

現在，寫下另外兩則你經常用來貶損自己的負面評論，進行同樣的練習。你真的可以把那卡通人物的聲音模仿得活靈活現，發揮創意吧！喜歡的話，你也可以添加背景聲音，也許是一群人或卡通人物對著你的主角喝倒采，說他／她胡說八道。也許你想要加上影像，讓它像真的卡通片劇情那樣胡鬧。

現在回過頭去看看你原先寫的負面評論。想想某個你愛的人，伴侶或摯友或某個小孩。如果你跟他們那樣說話，你們之間的關係會怎麼變化？你跟你自己的關係是最重要的一種關係。也許現在是你開始當你自己的摯友的時候了。

如果你訓練過小狗，你知道要牠乖乖聽話的最好辦法是讚美和鼓勵。對待小孩也一樣：他們因你的鼓勵和讚美而成長茁壯。茱蒂佛斯特（Jodie Foster）在一九九二年獲得奧斯卡最佳女主角，她領獎時感謝很多人，「……最重要的是我要感謝我的母親布蘭蒂，她說我的手指繪畫像畢卡索的畫一樣棒，我不必害怕表達。」想想看，假如她的母親說「茱蒂，別那麼愛現！」這類的話，她的人生將大不相同。

我要在此加個但書。這不代表你會變得自大、目空一切，無視針對你的任何負面言論。也許某些批評是中肯的，雖然說得並不婉轉，但它的確指出一些對你無益的行為，而你做出改變會是好的。關鍵在於，區分出事實上對你有益的正確訊息和其他沒有事實根據的貶損和指控，而這些貶損指控反映的比較是口出惡言的一方。總之，只要確證中肯的評論就好。儘管如此，也要讓這些評論有建設性，把它化為助力。

你可以變成自己的導師，變成最會鼓勵自己的人。除此之外，讓自己周圍圍繞著相信你的人，而不是批評你貶低你的人。除非你告訴他們，批評貶低你並不妥，否則他們會一直這麼做。而且不只如此，如果他們聽到你貶低自己，那麼你等於在潛意識層次告訴他們，他們也可以那樣貶損你。

現在你學到寶貴的技巧，隨著你一次次練習，你會愈來愈上手，到最後每當你貶損自己，這個卡通聲音就會變成你的「預設模式」。

▼步驟5：

把從前拋諸腦後。

先前我提過我們如何儲存時間。這很重要。假使你先前沒有試過這個練習，我在此簡短地重述一遍。

這個練習會觸及大量的回憶，因此，確認你要回想的往事一概是快樂或有益的。比方說，回想兒時老家的模樣，甚或昨天刷牙的情況。

當我要你回想過去的記憶或往事，你會透過潛意識心靈來覺察自己從哪個方位「感覺」或「看見」那些。從想像你站在刻度盤上開始，這刻度盤很像沒有指針的鐘面，數字12就在你正前方，3在你右邊，6在你背後，9在你左邊等等。每一次我請你搜尋某段記憶時，記住它出現在哪個方位上。我們要找出某個模式或軸線，雖然這兩者不同。對大部分人來說，回憶會形成一條線（直線或波線），指向刻度盤上的特定數字；有些人的線會略微往上或往下，因此留意你的線在空間裡的明確走向。

從你近期的回憶著手。

- **回想你在最近幾天或一星期之前所做的某件事或發生的某件事。**
- **回想你在兩個星期之前所做的或發生的某件事。**
- **回想你在兩個月之前所做的或發生的某件事。**
- **回想你在一年前所做的或發生的某件事。**
- **回想你在兩、三年前所做的或發生的某件事。**
- **回想你在七、八年前所做的或發生的某件事。**
- **回想你在十至十五年前所做的或發生的某件事。**
- **回想你在二十年前或更久以前所做的或發生的某件事。**

- **回想你在小時候所做的或發生的某件事，也許是求學時的事。**
- **回想你最早的快樂回憶。**

舉起你慣用的手，指向你所見、感覺或感知的這些回憶在空間上的方位。記住那個點，然後放下手臂。

現在想想你的未來。你要發揮一點想像力，依據你的想望創造一幅未來景象，它將會起作用，縱使它是「被創造出來的」記憶。

- **想像你知道或希望明天會發生的某件事。**
- **想像你知道或希望下星期會發生的某件事。**
- **想像你知道或希望在一個月內會發生的某件事。**
- **想像你知道或希望在六個月內會發生的某件事。**
- **想像你知道或希望在一年內會發生的某件事。**
- **想像你知道或希望在兩、三年內會發生的某件事。**
- **想像你知道或希望在五至七年內會發生的某件事。**

- **想像你知道或希望在十二至十五年內會發生的某件事。**
- **想像你知道或希望在二十年內會發生的某件事。**
- **想像你知道或目前希望在最遙遠的未來會發生的某件事。**

舉起你另一隻手，指向你所見、感覺或感知的這些回憶在空間上的方位。

利用下圖，朝過去方向畫出一條線，朝未來方向也畫出一條線。

過去的最佳方位是你的「背後」，未來的最佳方位是你的「正前方」。假如你的直線不是如此，請進行以下的練習：

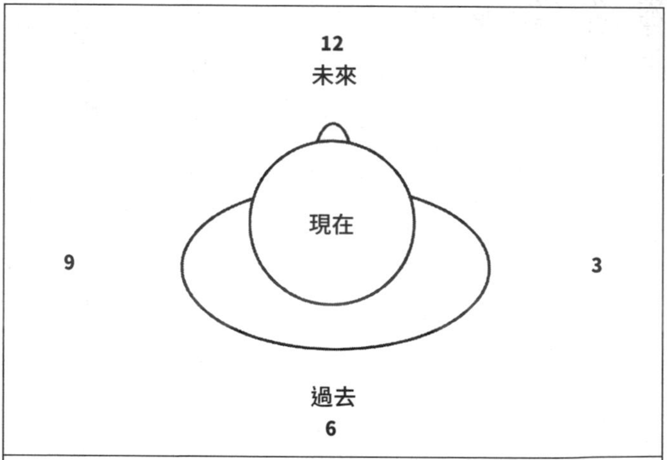

時間線方位2

閉上眼睛，想像過去的時間線。把它想成繩索、細繩、絲線或竿子都可以，但要留意它在空間裡的方位和顏色。接著想像一雙令人安心的手，或某種無形的正面能量，溫和但堅定地把代表你過去的這條線挪到你的背後。慢慢來，把它調整到適當的位置。當你知道你的過去已經擺放在背後，依時間先後順序往水平方向延伸，將它錨定在那裡，接受它的新位置。說聲「感謝」。你也許注意到它的顏色起了變化，也許沒有。這不打緊，它現在永久地在你背後了。

接下來想像你的未來，按同樣的方式，把未來的時間線移到你的正前方，在你挪移的同時讓它延長，向未來發射，遠到你看不到末端。這是一條美麗又無限延伸的水平線，你看得清清楚楚。這條線代表著無限的可能性。

現在完成新的圖表，畫出你新的時間線的方位。

發生在你身上的一切壞事——現在全都拋到身後了。

現在你必須把過去拋諸腦後，讓我們架設一道安全門。如同神經語言學的所有練習，仔細地把以下每個步驟讀一遍，然後閉上眼睛做一遍。

感覺你頭顱後方的空間，從距離你後腦勺不到一根頭髮寬的地方開始，那裡就是你

的過去的起點，以直線的方式延伸，一路回到你出生的那一天，甚至延伸到你出生之前還只是靈體的時候。覺察這個空間，留意要回到過去有多麼容易，但你心知肚明它不是現在。當你看著昔日照片或影像，想像一個盒子或相框將之收納或框定，以便跟未來影像區分開來。如此一來你的潛意識心靈會知道，這些是從前的影像。

現在就試試看，從往昔找幾個影像——只挑快樂的，然後用漂亮的相框裱起來，所以你知道那些是你的過往。接著你走入你的未來，想想你今天稍晚或明天要做的事。確保這影像沒有框架來框定它，因此你知道它尚未發生，隨時會有變化。

眼下你知道當下以及尚未發生的事和往昔之間的區別，不再混淆。想像你靈魂出竅似的飄到自己正上方，俯瞰自己並看見你的時間線，看見你的過去往後延伸，你的未來則向前延伸。說不定這兩條直線的顏色不一樣？也許沒有。如果其中一條直線需要拉直，那麼現在就去做。注意你的過去一路往後延伸至你還是靈體的時候，而且實際上沒有明確的起點；它只是從某處開始。你的未來也沒有終點——它不斷延伸。即使你知道在遙遠的某一點它會和靈體交融，它看起來就像一條連續的線。

如果你是透過視覺思考的人，你現在會想像所有的回憶都儲存在幻燈片裡，因此一幕幕回憶就像收在長盒裡的幻燈片。幻燈片也許記錄著一段時間，譬如說一個小時或某一整天甚至更久，又或者只是往日的某個瞬間。回到從前，挑選一張你很想看的照片，從盒裡取出，看著那影像，留意它帶給你什麼感覺，並回想那件事的細節。你聽到什麼聲音？還是聞到什麼味道或嚐到什麼？當你觸及這昔日影像時有什麼感受？讓你自己在回想時感覺非常美妙。

以冥想的形式，爲自己找個舒適自在的地方，把手機關掉，也許放一點令人放鬆的音樂，閉上眼睛或坐或躺。花幾分鐘時間思索並留意你的呼吸。看看你關注自己的呼吸時留意到多少差異：也許是吸氣和呼氣之間氣流的溫差，也許是胸腔的起伏，或者是你吐納的聲音。花幾分鐘時間盡量去覺察，只管讓自己「化爲」自身的呼吸。

從此時此刻開始，像靈魂出竅似的俯瞰現在的自己。然後沿著你的時間線的全長向後緩緩漂浮，與此同時留意那些令你不太舒服的幻燈片或時光。你碰見這些幻燈片時，把它們變成黑白而且黯淡，因此當你忽略它們或是抽出來看時，它們僅有一絲意義。你心知你可以留下從中得到的智慧；你已經學到你該學的，不需要重溫痛苦，你現在可以把它刪除移走了。有些事你記得要忘掉才好。

當你飄到快樂畫面的上方時，把這些畫面放大，變亮變鮮明。喜歡的話也可以加點音效。你移動的過程中可以抽取幾幅影像，再次回味。你心知只要想回味就可以拿出來看。雖然這些屬於過去，但你隨時伸手可及。你可以慢慢來，不要急；這也許要花幾分鐘時間，或者更久。你想要用什麼步調進行都可以。

你可採行的冥想有很多種，你可以充分利用已經學到的技巧來重建自尊與自我價值。以下幾個例子是你已學會的練習：

心錨

回想你對自己感覺很好的某個時光。即便那是多麼遙遠的從前也無妨，又或你必須花點力氣想像對自己感覺很好是什麼感覺。帶著這個感覺，留意這感覺位於身體哪個部位，把這感覺放大再放大，利用第158頁的技巧，錨定這感覺，每天要「啟動」這心錨好幾回。

閃變模式

把你自尊低落時的模樣當成第一個線索影像。在某個特定情境裡，你以前會怎麼回應？把你充滿自豪和自我價值的全新模樣當成第二個影像。注意這個影像有什麼不同，把它變成你非常嚮往的模樣。利用第161頁描述的技巧，反覆地飆速閃變這個影像，直到你再也想不起第一個負面的線索影像。

今後會如何？

你不斷在變動，人人都是如此。投入心思去經營你和你自己的關係，就像你會經營你跟孩子、伴侶或摯友的關係。這需要你每天下功夫。別再苛待自己，把自己介紹給你的新好友——你自己。在這一章裡，你學到一些很棒的技巧，如果你已經在運用思維場療法，你將會消除造成你自尊低落的很多原因。你也將會把所有負面事件拋諸腦後，而且你知道曾經貶損你的人（包括你自己在內）都是錯的。這一點開啓了無限的可能性。

運用這些新技巧，也許把我推薦的其他一些書也找來看，從今天起，好好享受你希望做到的改變。

↙感言：伊蓮

我的童年只有我自己懂，我不知道別人的童年是怎麼過的。我家有七個小孩，我們的母親總是很疲累，無力照顧我們，她只會把孩子生下來卻對孩子毫無理解。我父親知道怎生小孩，但生完孩子他自覺責任已了。我童年大半時候，父親的工作斷斷續續。他總想著從當地地主斂財而不是讓孩子溫飽。我從沒想過我童年的傷疤會影響到我的成年生活。

長大成人後我才看清，童年受到的冷落是我羞愧又抬不起頭的原因，我常覺得自己什麼都做不好，不管自己有什麼成就。我內心懷著椎心的悲傷，不管我先生和小孩多麼愛我都消除不了。

我受訓成為護士，熟知心理學，也讀了很多自助書籍，但什麼都減緩不了我的痛苦。我一直在等死，而且希望愈快愈好。這個充滿痛苦的人生不是我想待的地方。

然後，我遇到珍妮和尚恩，我的人生完全改觀。我學會思維場治療這個簡單又驚人的技巧。我把多年來的痛苦、被冷落和遺棄給敲掉了，拯救出我內心那個受傷的孩子。

我變得完整。思維場療法和我學到的其他一些技巧給了我從未感受過的自信和自尊。

我現在過得圓滿，我了解自己，我知道我是誰。

我感激不盡。

謝詞

巧合是一件很美的事。某天我在電腦上寫好一份出書提案，打電話到海氏出版社（Hay House Publishers）詢問這提案應該寄給誰。得知他們目前不再接受出書提案，我感到很失望，因爲海氏出版社是我的首選，我是露易絲・海（Louise Hay）的大粉絲，也熱烈支持海氏出版社的所有書目及相關活動。才掛斷電話，一位名叫妮可（Nicole Barber Lane）的朋友打來告訴我，她和先生保羅在聽克里斯・埃文斯（Chris Evens）主持的ＢＢＣ廣播二台（Radio 2）節目，埃文斯談到如何克制欲望，由於我透過思維場療法教過他們夫妻倆消除欲望，他們認爲我應該打電話給製作單位分享經驗。電話打不通，所以我發了簡訊，只因爲我知道我沒有行動的話，妮可不會善罷干休！隔天我接到製作人來電，那晚我上了節目，跟聽眾談到思維場療法的效力並做了示範。埃文斯很有魅力，對這個療法持開放態度，而且他確實目睹它起作用，結果很多聽眾認識了思維場療法並親身受惠。海氏出版社的一名資深職員也聽到了那次廣播，他認為有廣大的聽衆當基礎，這本書很値得期待。接下來一場午餐會接著另一場……，成果就是這本書。這本書注定會完成並出版，很可能就是爲了讓**你們**讀到它並受惠於它。

這就是冥冥之中的巧合。

〔附錄〕

延伸閱讀

- 《精微體療癒指南》（2018），辛蒂·戴爾（Cyndi Dale），心靈工坊。
- 《心律轉化法》（2017），普蘭·貝爾、蘇珊娜·貝爾（Puran & Susanna Bair），心靈工坊。
- 《女性能量療法：永保青春健康的自助寶典》（2016），唐娜·伊頓（Donna Eden）、大衛·費恩斯坦博士（David Feinstein, Ph.D.），心靈工坊。
- 《你的心就是宇宙：從心的四度空間開展無限潛力》（2015），普蘭·貝爾、蘇珊娜·貝爾（Puran & Susanna Bair），心靈工坊。
- 《愛的能量：活化親密關係的能量療法》（2015），唐娜·伊頓（Donna Eden）、大衛·費恩斯坦博士（David Feinstein, Ph.D.），心靈工坊。
- 《精微體：人體能量解剖全書》（2014），辛蒂·戴爾（Cyndi Dale），心靈工坊。

- 《原能量：穿梭時空的身心療法》（2014），王曙芳，心靈工坊。
- 《艾揚格瑜伽聖經》（2011），艾揚格（B. K. S. Iyengar），心靈工坊。
- 《瑜伽：身心靈合一之旅》（2011），多娜．法喜 (Donna Farhi)，心靈工坊。
- 《是情緒糟，不是你很糟：穿透憂鬱的內觀力量》（2010），威廉斯（Mark Williams）、蒂斯岱（John Teasdale）、西格爾（Zindel Segal）、卡巴金（Jon Kabat-Zinn），心靈工坊。
- 《條條經絡通脈輪：從穴道打通脈輪，找回健康人生》（2019），約翰．克羅斯（JOHN R. CROSS），一中心有限公司。
- 《神奇的自癒力：了解肌肉和身體情緒，就能輕鬆療癒自己》（2019），艾蜜莉．法蘭西斯（Emily A. Francis），一中心有限公司。
- 《能量校準：告別耗損關係，加深滋養連結，每天都能做的能量斷捨離》（2019），丹妮絲．琳恩（Denise Linn），遠流。
- 《敲療－經絡對位敲打法：比拍打更有效，比刀療更安全！第一本完整介紹經絡原理的治痠止痛圖解書》（2018），王金信、李可晴，采實文化。

● 《能量自癒：3個步驟啓動身體的自癒力，找出眞正病源，恢復健康與心靈自由的療法》（2017），艾咪·B·謝爾（Amy B Scher），遠流。

● 《情緒密碼：釋放受困情緒的奇效療法》（2017），布萊利·尼爾森（Bradley Nelson），方智。

● 《情緒排毒：50組呼吸伸展練習，疏通人體七大部位，找回自信心、安全感、行動力》（2017），王羽暄，采實文化。

● 《大腦使用手冊：活用大腦就能心想事成，NLP是邁向成功的科學捷徑（全彩圖解）》（2017），加藤聖龍，好的文化。

● 《轉念，與自己和解：哈佛醫師心能量2》（2016），許瑞云，皇冠。

● 《穴道導引：融合莊子、中醫、太極拳、瑜伽的身心放鬆術》（2016），蔡璧名，天下雜誌。

● 《NLP來自潛意識的語言力量：向大腦下指令，從此改寫你的人生！》（2014），雪兒·羅斯·夏爾凡（Shelle Rose Charvet），如果出版社。

● 《哈佛醫師心能量：爲什麼有些病老是治不好或需要長期依賴藥物呢？身體病症的

答案心知道！》（2014），許瑞云，平安文化。

- 《新．零極限：透過未完成的清理，再度脫胎換骨的祕密》（2014），喬．維泰利（Joe Vitale），方智。
- 《NLP之父3天改變你的一生》（2013），理查．班德勒（Richard Bandler）、艾里西歐．羅伯堤（Alessio Roberti）、歐文．菲茲帕特里克（Owen Fitzpatrick），方智。
- 《創造生命的奇蹟：影響五千萬人的自我療癒經典（全新增訂版）》（2012），露易絲．賀（Louise L. Hay），方智。
- 《療癒密碼：探萬病之源，見證遍布五大洲的自癒療法》（2012），亞歷山大．洛伊德（Alexander Loyd）、班．強生（Ben Johnson），方智。
- 《零極限：創造健康、平靜與財富的夏威夷療法》（2009），喬．維泰利（Joe Vitale）、伊賀列卡拉．修．藍博士（Ihaleakala Hew Len, PhD.），方智。

心靈工坊 PsyGarden
Holistic 135

敲醒生命自癒力：思維場療法應用指南

Tapping for Life: How to Eliminate Negative Thoughts and Emotions for Good Using TFT

作者—珍妮・湯普森 Janet Thomson　審閱者—王曙芳　譯者—廖婉如

出版者—心靈工坊文化事業股份有限公司
發行人—王浩威　總編輯—王桂花
特約編輯—王郁兮　責任編輯—饒美君
封面設計—謝佳穎　內頁排版—李宜芝
通訊地址—10684台北市大安區信義路四段53巷8號2樓
郵政劃撥—19546215　戶名—心靈工坊文化事業股份有限公司
電話—02）2702-9186　傳真—02）2702-9286
Email—service@psygarden.com.tw　網址—www.psygarden.com.tw

製版・印刷—中茂分色製版印刷股份有限公司
總經銷—大和書報圖書股份有限公司
電話—02）8990-2588　傳真—02）2290-1658
通訊地址—248新北市新莊區五工五路二號
初版一刷—2019年9月　ISBN—978-986-357-1612　定價—420元

國家圖書館出版品預行編目資料

敲醒生命自癒力：思維場療法應用指南 / 珍妮.湯普森(Janet Thomson)著；廖婉如譯. -- 初版. -- 臺北市：心靈工坊文化, 2019.09
面；　公分. -- (Ho；135)

譯自：Tapping for life : how to eliminate negative thoughts and emotions for good using TFT

ISBN 978-986-357-161-2(平裝)

1.另類療法　2.經絡療法　3.情緒　4.能量

418.995　　108015191

心靈工坊 PsyGarden 書香家族 讀友卡

感謝您購買心靈工坊的叢書，爲了加強對您的服務，請您詳填本卡，
直接投入郵筒（免貼郵票）或傳眞，我們會珍視您的意見，
並提供您最新的活動訊息，共同以書會友，追求身心靈的創意與成長。

書系編號－HO135　　書名－敲醒生命自癒力：思維場療法應用指南

姓名　　是否已加入書香家族？□是　□現在加入

電話（公司）　（住家）　手機

E-mail　生日　年　月　日

地址 □□□

服務機構／就讀學校　職稱

您的性別－□1.女　□2.男　□3.其他

婚姻狀況－□1.未婚　□2.已婚　□3.離婚　□4.不婚　□5.同志　□6.喪偶　□7.分居

請問您如何得知這本書？
□1.書店　□2.報章雜誌　□3.廣播電視　□4.親友推介　□5.心靈工坊書訊
□6.廣告DM　□7.心靈工坊網站　□8.其他網路媒體　□9.其他

您購買本書的方式？
□1.書店　□2.劃撥郵購　□3.團體訂購　□4.網路訂購　□5.其他

您對本書的意見？

封面設計	□ 1.須再改進	□ 2.尚可	□ 3.滿意	□ 4.非常滿意
版面編排	□ 1.須再改進	□ 2.尚可	□ 3.滿意	□ 4.非常滿意
內容	□ 1.須再改進	□ 2.尚可	□ 3.滿意	□ 4.非常滿意
文筆／翻譯	□ 1.須再改進	□ 2.尚可	□ 3.滿意	□ 4.非常滿意
價格	□ 1.須再改進	□ 2.尚可	□ 3.滿意	□ 4.非常滿意

您對我們有何建議？

□ 本人＿＿＿＿＿＿（請簽名）同意提供真實姓名/E-mail/地址/電話/年齡/等資料，以作為心靈工坊聯絡/寄貨/加入會員/行銷/會員折扣/等用途，詳細內容請參閱：http://shop.psygarden.com.tw/member_register.asp。

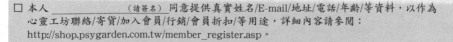

心靈工坊 PsyGarden
台北市106 信義路四段53巷8號2樓
讀者服務組　收

免　貼　郵　票

（對折線）

加入心靈工坊書香家族會員
共享知識的盛宴，成長的喜悅

請寄回這張回函卡（免貼郵票），
您就成爲心靈工坊的書香家族會員，您將可以——

⊙隨時收到新書出版和活動訊息

⊙獲得各項回饋和優惠方案